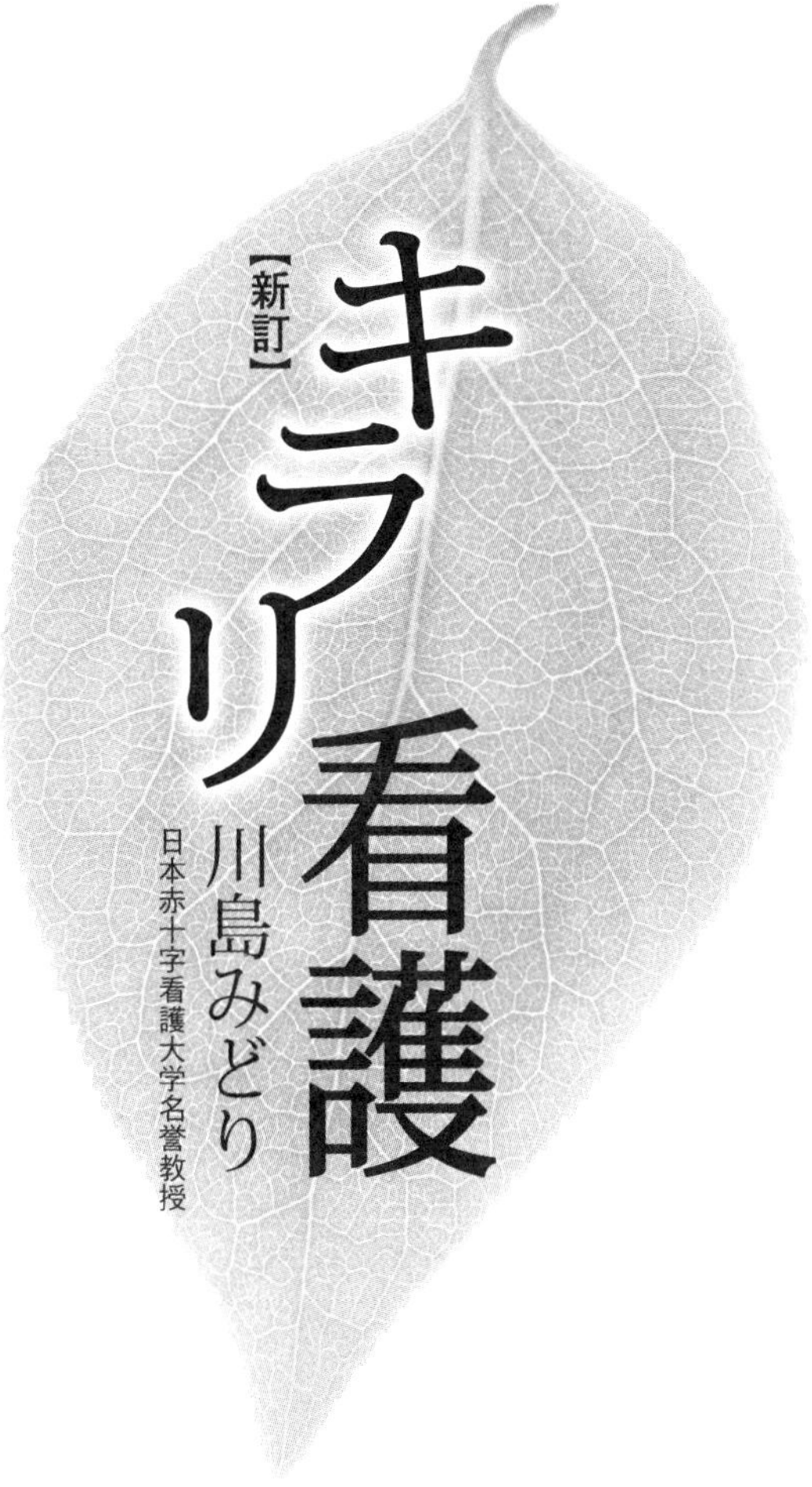

【新訂】キラリ看護

川島みどり
日本赤十字看護大学名誉教授

医学書院

新訂　キラリ看護
発　行　1993 年 2 月 15 日　第 1 版第 1 刷
2007 年 2 月 15 日　第 1 版第 17 刷
2008 年 3 月 1 日　第 2 版第 1 刷©
2023 年 10 月 1 日　第 2 版第 17 刷
著　者　川島《かわしま》みどり
発行者　株式会社　医学書院
代表取締役　金原　俊
〒113-8719　東京都文京区本郷 1-28-23
電話　03-3817-5600（社内案内）
印刷・製本　山口北州印刷

ISBN978-4-260-00618-7

二十一世紀の看護を創るのはあなた

あなたは、なぜ「看護の道」を選んだのでしょう。その動機は人さまざまでしょう。自分で選んだのであれ、人からすすめられたのであれ、ともかく歩いていく道を選んだのです。ときに苦しく、ときに思い悩むこともあるでしょう。とりわけ、看護師不足とか、医療事故の報道が相次ぐなか、もし、進路変更ができるものなら今のうちにと考える方がいるかもしれません。また、看護師として働いている方のなかにも、まだ看護の本当の魅力を感じとれないまま、方向転換をしたいけどと、頑張ったりあきらめたりをくり返している人もいるかもしれませんね。

でも、本当に「この道を選んでよかった」と思える日が必ずくると信じましょう。だって、あなたは、人一倍人間が好きで、病人や弱い人々のお世話に興味をもち、そのことを通して自立できる職業をめざそうとしているのですから。その上、無限の可能性をもって今を生きているのですから。

ところで、看護の魅力はどこにあるのでしょうか。本当に一生続ける価値がある仕事なのでしょうか。また、看護という職業は将来性があるのでしょうか。

これから看護師をめざそうとする高校生、現在看護を学び続けている学生たち、そして、看護師になりたての若いみなさんに、看護師を五十年以上続けてきた一人の先輩として、看護の魅力を伝えることができれば、こんなうれしいことはありません。

看護師の日々は本当に変化に富んだ毎日です。急に患者さんの病状が変化したり、新しい患者さんが入院したり、予測しにくいことが起きて、すぐに対応を迫られるのも一つの特徴です。そうした日々の変化のなかで、ドラマチックなできごとは枚挙にいとまがありません。

看護のプロセスは楽しいことばかりでないのも事実です。新しい道を切り拓いていかなければならないこともたくさんあります。でも、困難が大きければ大きいだけ、それを乗り越えた喜びは格別です。目をみはるような高度の医療技術の進歩と普及は多くの人々の生命を救い、寿命も延長して、超高齢社会を目前にしています。その一方で、治りにくい病気や生活習慣をもちながら生活している人々も増えています。

人々の健康に責任をもつ看護師への期待はこれからいっそう強まることでしょう。つまり、二十一世紀は看護の時代といってもよいのです。看護の歴史を創っていくのは、一人ひとりのあなたです。あなたが看護を必要としている人々のための看護実践を通して喜びを体験してくださることを願ってやみません。

川島　みどり

CONTENTS

表紙／本文デザイン：菅谷貫太郎

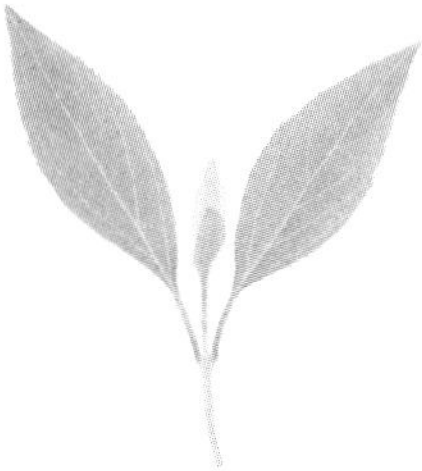

看護の魅力

看護は生活行動の援助

ナイチンゲールの看護観にふれて

　トシエちゃんは九歳の女の子。脊髄腫瘍でよその病院から転院してきました。背中の中央に紫色の大きな腫瘍があり、潰れかかっていて悪臭のある膿汁がしみ出ていました。顔色は悪く土気色です。やせてとがった鼻はまるで老婆のようでした。しかめつらをしながら、「イタイヨー」「ダルイヨー」とつぶやくようなうめき声。経験の未熟な私にできることといったら、毛布のなかに手を入れて彼女の細い足をさするだけです。

　ところが、その足がザラザラしていて、まるでうろこのような感じでした。なんだろうと思って毛布をはいでよく見ると、それは長いあいだお風呂に入れず、たまった垢《あか》が重なって、まるで魚のうろこのようになっているのでした。

　私はさっそく全身清拭をしようと思いましたが、その前に脈拍に触れてみました。細くて今にも消え入りそうな微弱な脈。リズムも不整です。全身清拭の途中で症状が急に悪くなる恐れもあります。そこで、一日目は足浴だけをすることにしました。両手ですくえるほどたくさんの垢が出ました。次の日は膝から下、その次は大腿部というふうに、何日かに分けて全身をきれいにしていきました。

拭き終えると、それまでと見違えるようなトシエちゃんの肌です。ほんのりピンク色の頬。やっと九歳の女の子らしくなったトシエちゃんは、微笑みさえ浮かべて「看護師さん、おなかがすいた」と言うではありませんか。

それだけではありません。あんなに不整で乱れていた脈拍が緊張よく正常になっているのです。そのときのうれしさといったら、ちょっと言葉で言い表わすことはできません。

それから約三か月、トシエちゃんは隣のベッドのお友達ともうちとけて、入院生活をおくりました。でも、悪性の腫瘍で手術もできず、ついに幼い人生を閉じたのでした。

たった三か月のあいだでしたが、トシエちゃんは少女らしい日を過ごせたのです。もしあの汚れたままの状態にしていたら、トシエちゃんの寿命はもっと早く尽きていたかもしれません。少しでも楽しい日を作るきっかけとなったのが、お風呂に入れないトシエちゃんへの全身清拭であったのだと私は確信しています。

それからちょうど十年後、ナイチンゲールの『看護覚え書』が翻訳出版されました。読み進めていくうちに、「やすらぎとか安楽というものは、それまでその人の生命力を圧迫していたものが取り除かれて生命が再び生き生きと動き出した徴候」*[1]とありました。「ああ、あのときのトシエちゃんのことがまさにそうなんだ」とナイチンゲールの言葉が胸のなかにスーッと入っていきました。

その後改訂された訳では、「皮膚をていねいに洗ってもらい、すっかり拭ってもらった後の病人が解放感と安らぎとに満たされている様子は…(略)…生命力を圧迫していたものが取り除かれて生命力が解き放たれた、まさにその徴候のひとつ」とあり、「したがって看護師は、患者の身体の清潔に関する世話をどうせちょっと気分がよくなるだけだから時間がずれても同じこと、などという口実のもとになにかの後まわしにしないこと」*[2]と書いてあります。

私は、生活行動の援助こそ看護の専門性であるということを、看護師になりたてのころから信じて疑わず、なんとか理論化したいと考えてきました。生活行動というのは、人間が生きていく上で欠かせない日々の営みで、「食べる」「トイレに行く」「身体をきれいにする」などの他人が代わって行なうことのできないもろもろの営みをいいます。看護はこれらの営みをその人が行なうのと同じようなやり方にできるだけ近づけて手助けをします。日本に古くからある「垢では死なない」とか「垢も身のうち」ということわざも通用しないトシエちゃんの体験、重症のトシエちゃんでさえ身体を清潔にすることだけでこんなふうによくなったという体験は、「これが看護だっ！」と思ったものでした。

ケアをしながら自分自身が成長できること

私はずいぶん長い間看護師をしてきました。その間に、二人の子どもを生みましたが、産休以外は休むことなく看護を続けてきました。そして、辛いこともありましたが、看護師を辞めようとか、看護師になって困ったなとか、損したなと思ったことは一度もありません。

でも正直にいうと、たとえば子どもが熱を出しても休めないときは辛かったです。私が子育てをしていたころは、子どもをもっている看護師が少なく、「子持ちの看護師はすぐ休む」と言われたくなくて、子持ちでも専門職と両立してやっていけるぞというところをみせたくて、子どもが少々熱を出しても、後ろ髪を引かれる思いで家をあとにしたときは、やっぱり「看護という仕事はたいへんだな」とは思いました。でも辞めようとは思いませんでした。

未婚の七年、結婚してから五十年、なにが私を支えてきたのでしょう。たくさんのことが思い浮かびますけれども、やはり看護の仕事そのものが私を支えてくれていたように思います。

私たちはいつでも予測していろいろなケアをするわけですが、その予測どおりにうまくいったとき、患者さんから喜ばれたとき、「ああ、よかった!」と思います。それからまた予測どおりいかなかったときには、「どうしてこうなっちゃったんだろう」と悔やんだりします。そのような非常に変化に富んだ仕事のなかで一喜一憂し、一人ひとりの患者さんのお世話をしながら自分自身が成長してきた、という気がするのです。

花にも蕾がついたとか、実がなったという変化があります。しかし、人間の変化、とくに赤ちゃんや急性疾患の患者さんたちは、時間と競って変化していきます。一方、慢性疾患の患者さんやお年寄りの場合には、注意深くみていないとその変化はつかめません。

このように変化し続ける人間を相手に、どんなに年を重ねても、昨日より今日、今日より明日へと、自分も成長しながら、人間と深くかかわってきました。直接臨床にたずさわらなくなってからは、現場の看護師の日々の体験を自分の喜びとして、その喜びが持続できたからこそ、五十年以上も看護師をやってこられたのではないでしょうか。そして、今もなお看護をしたいなと思っています。

看護を好きになる

看護の道というのは、決しておだやかな平らな道ではありません。看護の現場には、非常に厳しい困難や問題が山積しています。とくに、いつの時代でも、看護師不足をはじめとしていろいろな問題が生じています。けれども見方を変えてみると、なんにも困難がなく、なんにも考えることがなく、なんの変化もない仕事でしたら、やりがいもないのではないでしょうか。私は若い看護師や師長たちに、「もし困難があったら、その困難をバネにして、ポンと飛び越えて成長する、そういうやり方を身につけましょう」とよく言います。困難があるからこそ、やりがいがあるのです。

現在、話題になっている高齢社会とか、臓器移植とか、生命倫理など、どれ一つをとってみても看護と深いかかわりがあって、患者に一番近いところに存在する看護師に対する国民の期待は高まっています。ですから、その期待に応えるためにも看護という職業を高めていく必要があります。

そうはいうものの、人が病気になったとき、おなかが痛くなったとき、怪我をしたとき、どうするでしょう。「お医者さんに行こう」「病院に行こう」「薬屋さんに行って薬を買ってこよう」と、みんなが思います。けれど、「看護師さんに相談しよう」とはまだなかなか思いつきません。なぜでしょう。それは看護という職能が専門職であるといわれていながら、まだ社会的に認められていないからなのです。

看護を社会的に認めてもらうためには、私たち自身で道を切り拓かなければなりません。看護の道は看護師自身が切り拓かなければ、だれもそれをしてくれません。そのためには、看護師自身が看護をさらによく知り、なによりも看護を好きにならなければできないと思うのです。

では、どうすれば看護が好きになれるのでしょうか。看護を好きになるためには、看護の抱えている問題をよく理解し、その問題を解決するために自ら行動する。そうすると変化が生じます。そういう手応えをいくつか経験していくと、とても看護がおもしろくなります。

一八八〇年にナイチンゲールが『病院と患者』という論文の冒頭に、「われわれは病院において、はたして患者をケアしているであろうか」*3という一節を書いています。百二十年以上前に、「われわれは病院において、はたして患者をケアしているであろうか」と問うているのです。すごい言葉だと思います。皆さんにはまだ、あまりピンとこないかもしれませんが、私はこの論文を初めて読んだとき、自分は本当にケアしていたであろうかと、胸にグサッと突きささる思いがしました。

いわれるまでもなく、私たちは病院や地域で患者さんをケアしなければなりません。それなのに百二十年以上前にナイチンゲールが問いかけていることに胸を張って「イエス」と答えられないのです。そのことが非常に問題だと思います。

ケアの底にある、「期待される看護師像」、あるいは「求められる看護とはなにか」ということについて考えてみましょう。

期待される看護師像

看護という仕事は、生命を維持するための日常的、習慣的、継続的ケアを中心に行なわれます。「生命を維持する日常的で習慣的で継続的なケア」というのは、ごく当たり前のことです。ある日突然一回だけのケアをしてもだめで、毎日、当たり前のことを当たり前にやっていかなければ「ケア」とはいえないのです。

私たちは、朝起きてだれの指図も受けずに顔を洗い、髪をとかし、みだしなみを整えます。食べたり、トイレに行ったり、身体をきれいにしたり、そういうことを毎日くり返しています。これは自分自身へのケアです。そうした一人の人間として当たり前のことを、病気になっても障害をもっていても、継続して行なえるように援助する、これが看護なのです。

私たちは体調が悪かったり、頭が痛かったりすると、日常的なケアをちゃんとする気になれません。そしてそのことができないと、よけいに具合が悪くなってしまいます。だから、そういう日常的で習慣的で継続的なケア、しかもそれをすることが生命の維持につながるケア、それがなんらかの理由で自分でできない場合に手助けするのが看護なのだと、社会的に認めてもらえるようにしていきたいのです。その前提に、一人の人間の生命をどのように考えるかという哲学が必要なのです。

「生命は大切だ」「生命は地球よりも重い」と、いろいろな言葉でいわれていますけれども、ここではそのことを少し形を変えて考えてみましょう。

『生きるってすばらしいね』

『生きるってすばらしいね』*4という本があります。これは当時、看護学生であった望月めい子さんが交通事故に遭い救急車で病院に運び込まれて、一度は脳死宣言を受けながら、歩いて退院した、めい子さんのお母さんの手記です。脳死の宣告をした医師は、その後も「もしいのちが助かったとしても、意識回復の見込みはほとんどない」と話していたといいます。

ところが、お母さんはなんとしても助かってほしいと、一生懸命につきっきりで看病をしました。反応はないのですが、意識のあるときと同じように話しかけながら、必死になって毎日、何回も身体を拭いたり、手足をさすったりします。看護師さんたちに「そんなことしたって通じませんよ」と言われても、「いいえ」と言って話しかけながら世話をしました。

ある日、お父さんがお見舞いにみえました。そして、「めい子、お父さんが来たぞ」と声をかけると、めい子ちゃんは、その声にポロリと涙を流したのです。

お母さんは、「わかったんだわ、話が通じた」と、看護師や医師にそのことを伝えるのですけれども、看護師や医師は、「偶然でしょう、偶然ですよ」とちっとも取り合ってくれません。でも、お母さんは、なにかがめい子のなかで動いている。なにかがコソッとして動いたという感じをつかんで、望みを失わず一生懸命に祈るような思いでケアを続けるのです。

そうしているうちに今度はお母さんの言葉に、めい子さんが笑ったのです。それでも看護師は「それは偶然だったんじゃないですか。ただ顔の筋肉を動かしただけなんじゃないですか」と言ったとか。

それでも家族の人たちはみんなでケアをして、ついにめい子さんの意識は回復します。手紙が書け、松葉杖で歩けるようになって退院することができたのです。

この本が訴えているのは、最後の最後までその人のいのちの可能性を信じる必要があるということだと思います。めい子さんは、現在、山梨の実家で元気に暮らしていらっしゃるということです。

私の看護観

私は自分の看護観の柱に、「生命過程での死の必然性（人は必ず死ぬということ）」を認めた上で、「生命の積極的肯定」ということを主張しています。生命の積極的な肯定ということは、無条件にその生命の可能性を信じるということです。消極的な肯定ではありません。この「生命の積極的肯定」という看護観を、本当に私自身の言葉で語ることができるようになったのは、私自身の辛く悲しい体験を通り過ぎてからのことです。

私が看護師になったころは、「看護師である以上、結婚はするべきではない」という時代でした。その時代に結婚をして子どもを育てながら臨床看護師を続けてきましたので、言葉には言い尽くせないくらいいろいろのことがありました。現役の看護師時代を振り返ってみると、いつでも私のかたわらには子どもがいました。

ところが、長男は二十歳のときに事故で死にました。即死でした。もう三十年以上前になりますが、あのときの悲しさはまだ心のそこに強く残っています。親にとって、子どもに先立たれる、これ以上残酷なことはなく、一人の看護師としても辛く、悔やしい思いをしました。これだけ医学が進歩して、こんなに長いこと看護師をしてきて、たくさんの人のいのちを救うお手伝いをし、たくさんの人のターミナルに居合わせて、なぜ自分の子どもにはなにもしてやれなかったのか。

警察からの知らせで駆けつけると、息子はもう柩に入っていました。「死後の処置」さえできなかったのです。

生命の可能性という点から考えてみても、生命現象がすべてストップした即死状態では、親としても看護師としても、なにもしてやれません。もし、あのとき、身体のどこかの細胞が生きていてくれたら、わずかでも生命現象があれば、私は望みがもてたのです。たとえ、五分間でも。ところが、それさえもまったく望みがなくなったのです。私ができたのは、柩の観音扉を開けて、額をなでるだけ。それしかできませんでした。このときの辛い気持ちはその後ずっと続きました。

愛する人、親しい人との別れは、とても辛いものです。看護師としてはその辛い気持ちを理解し、親身になってよりそうことがとても大切です。人は生きていくなかで、死は避けられないものだと認めながらも、生命を積極的に肯定する、これが私の考える看護の立場です。

患者の、あるいは家族の辛い気持ちを理解するためにも、看護師は常に患者のそばにいなければなりません。たとえば手術を受ける患者さんというのは、たとえそれが、ヘルニアの手術であっても、手術台の上に乗るときは、ひょっとして麻酔が覚めないでそのまま死んでしまうかもしれない、などと思うものです。みんな不安をもっています。ですから、回復に向かったときに大きな喜びを感じるのです。そういう不安や喜びを感じている人のそばにいて、ケアをするのが看護師です。だから、機械的な対応はできません。生きている、生きていてよかったという、そういう思いを、そばにいて共有しなければケアはできません。もし、苦しかったらその苦しみを分け持つ、分有しなければいけません。喜びは共有する。苦しみは分有する。これが看護です。看護ってすごいと思いませんか。

人間が人間らしく生きていくために

ある少女の詩

病院で、患者さんたちは快適で幸福な療養生活を過ごしていらっしゃるでしょうか。もちろん、入院するということ自体、幸せなこととはいえません。仕事を中断し、勉強もあきらめたり、休んだりしなくてはいけないのですから。けれども、少なくとも入院中は、その病気の回復に専念でき、その人らしく生きるために日常的な習慣的なケアがきちんと継続されているかどうか、そういう意味で患者さんは幸せですかということを聞きたいのです。

しかし、多くの病院では、幸せだと言い切れない状況があります。病院の規則や集団生活のために、健康なときと同じリズム、同じレベルの生活を、入院しても持続することはたいへん困難です。たいていはかなり不自由な思いをさせてしまっています。

ここで、一人の難病の少女の詩を紹介しましょう。この少女は何回も入退院をくり返して、あるときはＩＣＵ(集中治療室)に入りました。

最後の入院のときでした。病状が進んだため、普通の病室からＩＣＵに移そうとしたのですが、「どうしてもＩＣＵに移るのがいや」と言います。「ＩＣＵには夜がない。いつもピカピカに電気が光っていて、物音がしていて、ほかの患者さんの呼吸器の音がして私はいや。死んでもいいから夜のある普通の病室にいたい」と叫んで、普通の病室で亡くなったといいます。その少女が一時よくなって退院したときに、こんな詩を書いているのです。『退院の翌朝に』*5という詩です。人工呼吸器をつけて退院したときのことです。

インコの元気なさえずり
洗濯機の廻る音
台所から茶碗の洗う音
こころにしみる妹の賛美歌
ああ、わが家っていいな
今日からは採血も点滴もない
ナースコールも持っていなくていい

いつも目の届くところに父、母がいる
コールのかわりに妹がいる
ああ、わが家っていいいな

この少女は入院中、ナースコールさえも自分で押せず、すべてを看護師に任せなければいけない、という状態でした。その少女が病院にいるときよりも自宅にいるときのほうが快適だというのです。それは、自宅にいるといつも近くに家族のだれかの目があって、耳があって、ちょっとした呼吸の音の変化で、痰が詰まっているとか、表情の変化を読みとってくれる。いちいちナースコールを押さなくともいいと。

普通だったら、病院にいたほうが設備も整っているし専門職の目も手もたくさんあるわけだから、少女のちょっとした表情の変化をみて、さっと体位変換をしたり、ちょっと痰の音がしたら、さっと吸引をして、彼女にとっては安心なはずなのに、そうではないらしいのです。

私は、「ああ、わが家っていいいな」とうたい上げた少女が家庭で受けたようなケア（心遣い）と同じレベルのケアが、日常的に病院でできればいいなと思います。

患者さんの二十四時間

入院している患者さんは、いったいどのような生活をおくっているのでしょうか。どのような思いでベッドに横たわり、あるいはロビーに腰かけているのでしょうか。あるとき新人教育の一環として、患者さんが二十四時間どんな生活をしているかを自分の目で確かめてみる、という学習をしたことがあります。

一人の新人看護師が患者さん二人にインタビューをして、それに処置簿と看護記録からの情報とを合わせて、患者さんの二十四時間を再構成してみたのです。そうしたら、看護師の知らなかった患者さんの生活や感情が浮き彫りになりました。

看護師が知っているのはその患者さんのごく一部でした。私たちは患者さんが二十四時間どんな思いで、どんな生活をしているかということをほとんど知らなかったのです。

二十四時間の入院生活をみていくと、患者さんは自宅のときのような思いどおりの生活ができていないことがよくわかります。プライバシーが侵害されたり、あるいは選択できない不自由というのがずいぶんあるのです。選択できない不自由さというのは、健康な私たちには想像もつかないことが多いのです。

たとえば、朝、目覚ましが鳴って、起きようか起きまいか、あるいはもうちょっと寝ていたい、だけどエイッと起きちゃおうなど、これは自分でどうするかを選択しているのです。よく考えてみると、私たちの日常はそういう選択を無数にしながら過ぎていきます。

ところが病院に入院している患者さんはどうでしょう。朝、「検温ですよ」と起こされる。どんなに眠りにくい夜で、浅い眠りが続いていた場合でも自分で起床時間を選択することはできません。入院生活の朝から夜まで「面会時間は何時からです」「もう消灯時間です」というように、ほとんど決められた日課が次から次へと襲ってきて、自分で選ぶという場面は非常に少ないのです。

でも、このように制約された状況のなかでも、看護師の気の遣い方一つで、患者さん自身が選びながらなにかをするということはできるのですね。制約や規則の多いなかで、少しでも自分で選択できることがあると人間は前向きになれるものです。

「自分で選ぶ」ということは、主体的な療養生活につながるのです。このことをぜひ覚えておいてください。

人は社会のなかで生きている

人間らしく生きていくということはとても大事です。さきほどの難病の少女には、平和な平凡な家庭のなかに、心の安らぎがありましたね。家庭に帰って、彼女は人間らしい生活ができたのです。

人間が人間らしく、前向きに生きていくということは、たとえ病気や障害をもっていたり、高齢であっても同じように大切なことなのです。

今から三十五年ぐらい前、私がそのころ勤めていた日赤病院を辞めて、フリーで仕事をしようと決断をする直前のことです。当時、訪問看護をしているところは非常に少なかったのですが、全国に先がけて訪問看護をしている県がありました。そこで、在宅のお年寄りの姿を見せていただいたことがあります。

保健師が案内してくださった農家は、かなり大きな広い母屋と、離れがありました。玄関で「ごめんください」と保健師が何回声を掛けても家族の方がなかなか出てきません。「どうしたのかな、入りましょう」と入って、すっとふすまを開けてみました。六畳ぐらいの部屋におじいさんとおばあさんが枕を並べて寝ていました。悪臭がフワーッとおそってきました。

「上がりましょう」と靴をぬぎかけましたが、畳がウンチだらけなのです。なすりつけてゴワゴワに乾いていて、匂いはそれからきているらしい。上がらないわけにはいきませんから、みんなで上がりました。

部屋の畳と畳の溝には、ほこりがしっかり溜まっていました。保健師も一か月以上訪問していなかったので、びっくりしていました。おばあちゃんはもうすっかり呆けて、ニコニコ笑っているだけです。保健師が布団をめくったら、おしっこくさいふとんのなかで菓子パンをぎゅっと握りしめていました。「じいちゃんが取るんや」と言って。その菓子パンにはかびがはえていました。

おじいさんは身体がきかなくて寝たきりになっているのですが、おばあさんと保健師や私とのやりとりを実に悲しそうな情けないという目で見ていました。視線がふっと合って、ハッとしました。

おじいさんは懐になにか抱えていたのですが、それはなんとトランジスタラジオだったのです。

その家の息子さんの奥さんが「おばあちゃんが動かなくなったから、やっと楽になったんです。それまではおばあちゃんが動きまわって、ウンチをしてなすりつけて歩いていたからたいへんでした。二、三日前から寝たきりになってくれたので助かりました」と言っていましたが、そういう状態のなかで、おじいさんは悲しい思いをしながらもトランジスタラジオを聞いて、社会でなにが起こっているかということに関心をもっていたのです。私はこのおじいさんの人間の証を、トランジスタを抱えているそのなかに見た思いがしました。

畳を拭きながら若い奥さんに「お通じは何回ぐらい出ますか」と聞いたら、「いまは一週間に一回にしています」と言うのです。

「まあ、一週間に一回じゃ困るんじゃない」と保健師さん。

「便をされたらたいへんだもの、私はあかぎれがこんなんだもの」と手を見せてくれました。

その方には三人の小さい子どもがいて、離れの二階にはご主人の兄弟で精神病の方が寝ていらっしゃる。世話しなければならない人を三人も抱えて、三人の子どもをもって、たいへんな思いをしている方だったんですね。

もし、看護が社会的にきちんと確立していて機能していたら、そのお嫁さん一人に介護の負担をかけずにすむはずです。当時は一か月以上も間隔をあけた訪問しかできない状況があったために、こんな悲惨な光景になってしまったのですが、私はこの訪問でおじいさんが身体の不自由ななかでトランジスタラジオを抱えていたその姿を見て、どんな状況にあっても、人はみな人間らしく生きたいと思っているのだということを学びました。

トランジスタラジオによる社会とのつながりをとおして、この寝たきりのおじいさんは自分の人間らしさを主張していたのです。

現代科学では割り切れなくても

私たちは、ただ生きている存在ではなくて、人間として生きていく存在です。生きているというのは、静的生命現象といい、外からその生きている営みを見ることはできません。心臓の動き、肺のはたらき、血管のなかを通る血液の流れ、消化や吸収や代謝や反射など、どれが失われても生きていることの妨げになります。

これらのはたらきは外からは見えませんが、それがあるから人間は生きているのです。

その生きている状態を維持するために、いろいろ研究をしてきたのが医学です。その医学は、科学として発展してきましたが、その応用としての医療技術が進歩して、人間の生命を救ったり、延命ということに大きく貢献してきました。ただ、医学は人間が人間らしく前向きに積極的に生きていくということについては、あまり研究をしてはきませんでした。

ところで、法律で定められている看護の仕事は二つの大きなつとめがあります。そのうちの診療の補助業務というのは、生きている状態を保ったり整えたりというはたらきを妨げている原因を探り、治療をする医師の仕事を手助けする行為です。

もう一つのつとめは療養上の世話です。これは、人間が生きているということを土台にして、病気であっても、障害をもっていても、老人であっても、どんなに幼くても、前向きに積極的に生きていくということを具体的にお手伝いすることです。これを私は「生活行動の援助」とよんでいます。前にも書きましたが、生活行動というのは「息をする」「食べる」「眠る」「トイレに行く」「身体をきれいにする」など、人間としてだれもが毎日営んでいる行動です。そして、これらの行動は他人が代わって行なうことはできないのが特徴です。

医学の領域では生命を維持するためになにをどれだけ食べればよいか、その熱量や栄養素の量も解明されています。疾患と栄養との関係もわかってきていますし、また、摂取した食物がどのように消化、吸収、そして排泄されるかなどについても明らかになっています。しかし、この生活行動の援助については、まだ学問的には未知の領域で、いろいろわからないことがあります。人間が前向きに生きていくということが延命にすら貢献することを私たちは経験から知っていますが、なぜそうなのかはよくわかっていません。実践例は豊富にありますが。

たとえば、癌の末期の患者さんが、たったひと匙のスープが飲めたということが、患者さんの生きる意欲を引き出し明日への生命維持につながるといったようなことです。たったスプーン一杯のスープ。それは、カロリーでいえばゼロに近いけれど、一口スープが飲めた、おいしかったというそのことで、ああ、今日も生きているということを実感し、明日のいのちにつながっていく。

これは、現代科学では割り切れない不思議です。しかし、決して神秘的なことではなく、まだ研究が進んでいないために明らかになっていないだけなのです。

看護はそういう未知の領域で仕事をしているのです。ですから、情報をたくさん集め実践例を豊富にしていかなければなりません。このように前向きに生きていくことにかかわる私たちですから、私たち自身もただ生きている存在ではなくて、前向きに積極的に人間らしく、今日一日が本当に貴重な自分の一日であるということを自覚して生きていく必要があるのです。

看護の仕事

技術に裏づけされたやさしさ

トレーニング・アンド・トレーニング

対象となる人々がどのような状態であれ、生きているという状態から、生きていくということへ向けて、積極的に援助をするのが看護です。その場合、どんなに専門的な知識をもっていても、熟練した技術がなければ役に立ちません。トレーニング・アンド・トレーニングです。皆さんが実習室で学んださまざまな技術を、患者さんのベッドサイドで実際にやってみる。たった一回やってみただけで、わかったなんて思わないでください。何百回もやらなければ本当のところはわからないのです。

ベッドメーキングでも、やり方を覚えただけで十分ではありません。ベッドをきちっと確実につくれてはじめて、患者さんはベッドから落ちない、あるいは、褥瘡ができない。個々のきちんとした技術というものはそういうことに結びついているのです。

朝つくったベッドは、夜まで絶対にくずれない。そういうベッドづくりは、一種の技術です。これは何回もやらなければ習得できません。学校で教えるベッドメーキングは、確実にきちんと目的が達成できる基本のやり方です。そうした技術、知識をしっかり身につけてください。

それに加えて、人々はやさしさを望んでいます。技術なんかなくても、やさしかったらいいという人もいますが、やさしいだけでは痛みは治りません。痛みを軽くする技術をもっていて、やさしくできたら最高ですね。私は真のやさしさというのは、専門職としての自信がないところには生まれないと思っています。

初めて実習に行ったときのことを思い出してください。「おはようございます」と言っても返事をしてくれない患者さんもいますし、ハプニングもおこりますね。焦るとどうしていいかわからなくなってしまいます。これは、まだ技術や知識に自信がないし、経験がないからオロオロしてしまうのです。ですから、相手の当惑や苦痛の様子もみえません。自信がないから、自分が行なおうとしていることだけに神経がいってしまうのですね。

自信をもつための専門的な知識、熟練した技術、やさしい心を、十分学んでほしいと思います。このことについては後で改めて述べます。

患者さんは、辛いし苦しい、自分で自分のことをしたいけれどもできないのです。

朝も昼も夜もそういう人をお世話する私たち、ときには自分の体重よりも重い人の身体の向きを変えたり、抱えなければいけない。自分より人生経験豊かな年上の人の悩みも聞かなければいけない。考えてみたら、本当に苦労が多い仕事です。でも、苦労が多いから楽しいという面もあるのです。貫徹できたときの喜び、成功したときの喜びは、苦労なしにやった喜びよりもずっと深いように思います。

気づきは感性から

学校にいるときは成績がいいとか悪いとかが、評価の基準になることがあるかもしれません。でも、一人ひとりの能力なんてそんなに差があるものではありません。自分の能力をどうやって引き出すかということは、自分自身のチャレンジする姿勢にかかっています。自分を信じてください。

そして、感性、これは相手のちょっとした気持ちの動き、心の変化、顔色、表情、そういったものを瞬間的にキャッチするアンテナをいうのですが、その感性を古びさせないでほしいのです。そうはいってもよほど自覚しないと専門的な知識と引き換えに失っていくこともあるので注意しましょう。

たとえば、目の前の患者さんが「痛い、痛い」と言っている。看護学生の一年生だったら、「どうしよう、痛いだろうな、かわいそうだな、なんとかならないかな」と思うでしょう。二年生なら「この痛みはどこからきているんだろう」と考えますね。三年になると、「本当に痛んでいるんだろうか、痛い痛いと言いながら、痛みじゃないことを訴えようとしているんじゃないだろうか、その背景にあるものはなんだろう」ということまで考え、分析的になるでしょう。つまり、一年生は、患者さんと一緒になって困ったと思い、学年が上になるにつれて、看護の問題として痛みをとらえていくのです。

知識や技術は、二年生、一年生にくらべたら三年生のほうがずっと上だと思います。けれども、知識や技術と引き換えに、当たり前の普通の人間らしい感情から少しずつ遠のいてしまう、感性が古びるといっていいでしょう。

生まれつき感じやすい人もいますが、感性というのは、自然に身につくものではないのです。これもトレーニングです。忙しくて目の前のことに追われていると、桜が咲いたのも散ったのも気がつきません。「桜が咲いているわよ」と言われて、「そんなの関係ないわ」と思わないでください。一緒になって「あら素敵、ほんとね」と反射的に共感ができる、それが感性です。そういう、瑞々《みずみず》しい感性は、自ら育てなければなりません。

感性が豊かに育っている人は、相手の気持ちに気づける。相手がいやだなと思う気持ちが理解できる。気づきは、すべての観察の入口です。科学を志向する場合でも、よい看護をする場合でも、研究をする場合でも、気づきのないところからはなにもはじまりません。まず気づくところからはじまります。

気づきというのは、まずひらめきです。直観です。推理とか解釈をしないで、瞬間的に物事の本質をとらえるはたらき、これが直観なのですが、そういう直観力を鍛えてほしい。これがよい看護をする基礎だと思います。直観力は、生まれつき身についているものではありません。日々のトレーニングによって、気づきのアンテナの感度が高まるといえます。鍛える方法はいろいろあると思います。あることに集中しているとピンとくることもあれば、まったく別のことをしていて「あっ!もしかしたら……」と気づくこともあります。なによりも、関心をもっていることが大切だと思います。

私は料理を作るのが大好きです。でも、ジャガイモの皮をむいたりタマネギを刻みながら、看護のことを考えているらしく、まな板に向かっているときに「そうだ!あれだ！」と、研究のヒントが浮かんだり、締め切り近くの原稿の書き出しがひらめいたりします。たぶん、私の生活のなかの多くを占めている看護に、いつも関心が向いているためと思われます。

もう一つ大切なことは、自分の知っていることや学んだことを一時棚上げにして、白紙になって観察の対象に向き合うことです。「おや？ 変だな？ なんだろう？」と、自分が感じたままの印象を自分自身に焼き付けるのです。このような訓練を積むと、先入観で人を見ることを防げるようになるでしょうし、研究の基本でもある観察に役立つはずです。人間の生命をいとおしむ気持ちと、気づきのできる感性を育てることが、看護には非常に大切です。

キュアからケアへ

二十一世紀は看護の時代だと思います。今、医師も「キュアからケアへ」と言っています。ケアは私たち看護師が専門的に行なうことです。胸をはってそう言えるためには、ケアの裏づけとなる学問、つまり看護学を確立していかなければなりません。

「生きている」ことから「生きていく」ことを援助する看護は、今までの医学の成果の上に花開きます。看護の時代をめざして、皆さんは看護の勉強、あるいは看護師としての第一歩を踏み出そうとしています。

「看護は終わりということのない、つまり毎日なにかを学び続けても終わることがない一つの分野、一つの道でありましょう」[*6]

「優れた看護師は、何年仕事を続けていても、『私は毎日なにかを学んでいます』というものなのです……他者を看護しながら学ぶことが不可能になったときは、看護されながらつまり、私を世話してくださる看護師さんの看護を見ながら学ぶことでしょう。私は自分のいのちの最後のときまで、毎日毎日努力して、学び続けることでしょう」[*7]というのが、ナイチンゲールの言葉です。

つまり看護は、学ぶ価値があるのです。皆さんがこの道を選んだことを、ぜひ誇りにしてください。それは、前向きに生きていく上での一つの大きな動機づけになるはずです。

死の瞬間までその人らしく生きるために

　看護という仕事は人間の生命に直接かかわる仕事です。ところが、最近の科学や医学の進歩のなかで、ともするとその大切な生命が人為的に操作されかねない状況があります。もともと、人間の生命を救うために始まった医学でしたが、ついに人工臓器が発明され、臓器移植が可能になり、今ではさらに組織再生までできるようになりました。一面では、人間の延命に絶大な貢献をするこれらの技術も、うっかりすると、一部の人々の生命を軽んじる方向に向いていないとはいえません。

　たとえば、脳死の是非をめぐる論議は世論を二分しましたが、脳は確かに死んでいる、もう回復の見込みはありませんと宣告された人が、意識を回復したという事例もないわけではなく、こうした人間の尊厳が軽んじられることに危惧を感じて、脳死に反対している人々も少なくないのです。

　健康なときには、だれでも、器械の力を借りてまで生きていたくないとか、植物状態や認知症になってまで生きていたくないと言います。たしかにこれまでは救命不可能な状態だった人を、現在の医学ではいつまでも器械で生かすこともでき、客観的にみると残酷である面もあります。しかし、だれもが年老いて寿命を全うして死ねるわけではありません。若くして病気になったり、事故で死ぬ人も多くいます。どのような死に方がいいかなどということは、生きて健康な人々の考えることで、病人や老人は口で死にたいと言っても、実はまだまだ生きていたいと願うことのほうが多いのです。

看護師という仕事は好むと好まざるとにかかわらず、人々のさまざまな死に直面します。どんな場合にでも、その人らしい人生を最後までおくることができるような援助が重要なのです。先にも述べましたが、人間の生命過程での死の必然性を認める一方で、死のその瞬間まで、その人らしく生きることを援助するのが看護師の役割であるといえましょう。

つまり、ありのままのその人の生き方を認め、生命の尊厳に謙虚な姿勢を貫くことこそ、看護にとってもっとも大切なことです。そして、ほかのどの職業の人々よりも死に立ち合う頻度の高い職業として、死に直面した人々やその周囲の人たちの生きる姿勢から謙虚に学ぶことが大切であると思います。いくつかの実例をあげてみましょう。

悦ちゃんを死なせたらだめ！

ある大学病院の看護師から聞いた話です。彼女は、八年間を血液疾患の病棟で働き、なかでも白血病の看護を中心にしていました。そして白血病の看護には看護のすべての要素が含まれているのだということを主張しています。

白血病はかつては予後不良で、必ず死と向きあわなければならなかったのが、現代医学の進歩により、急性骨髄性白血病の人の場合でも五年、十年の延命が可能になりました。ところが、延命が可能になった反面、治療手段の強化によって、それに耐えなければならない側面が出てきました。つまり、患者や家族の苦しみが長びき、そのための心身両面の看護がとても重要だというのです。具体的には、感染や出血予防、そして治療によるいろいろな副作用のための、心身両面の看護などです。

そして、たしかに延命は可能にはなったものの、やはり、死に出合う頻度はほかの疾患より高く、まさに極限状況の続くなかで看護をしなければならないのだけれど、一人ひとりの患者さんの気持ちをくんで、毎日そこから逃れることのできない責任を強く感じながら、瞬間瞬間が勝負だという感じで働いている、と話してくれました。

その彼女が、心に残る一人の少女の最期について、涙ながらに話してくれたことがあります。私も思わずもらい泣きをしてしまいました。

その少女の名前は悦ちゃん。

何回かの化学療法で寛解をしながら、入院・退院をくり返していたのですが、いよいよ最後の入院のときのことです。

たいへん我慢強い少女でしたが、ある日のこと、主治医といっしょに訪室すると、酸素テントをガバッとめくって顔を出して、大きな目をして、「悦ちゃんを死なせないで！　悦ちゃんを助けて！」と主治医をにらみつけるようにして言ったというのです。

そばについていたその看護師は思いました。

「ああやはり、自分の死を感じているのだなあ。かわいそうに、若いのだもの、もっともっと生きたいのね」と。

ところが、悦ちゃんは続けて「先生！　悦ちゃん(自分のこと)が死んだらほかの患者さんどうなるの？」と叫んだのです。「もし私が死んだら、血液外来に通っているなかでいちばん若い私が死んだら、ほかの患者さんががっかりするから、ここで悦ちゃんを死なせたらだめ！」と言ったのだそうです。

週に二回血液外来があって、悦ちゃんは、そこで大勢の同じ疾患をもった患者さんたちと顔見知りになり、友達になったのでした。同じ病気の人々は、悦ちゃんが入院した、悦ちゃんが個室に入って酸素テントに入ったということを他人事とは思えず、外来に来るたびにお見舞いに来ました。ですから、悦ちゃんは「自分がもし死んだら、あの人たちががっかりする。自分の生命は自分だけのものではない。同じ病気をもったあの人たちのためにも先生、悦ちゃんを死なせないで」と叫んだというのです。

結局、悦ちゃんは死んでしまいましたが、このとき教えられたことは本当に忘れられない、と彼女は涙をポロポロ流しながら話してくれました。つまり、人間は社会的存在であるということなのです。悦ちゃんは、瀕死の床にあって、自分の死がほかの人々に与える影響を思いやったのです。なんといじらしく健気なことでしょう。

若い人と話していると、よくパッと死ねたらいいねとか、自分で望んで生まれたわけではないなどと言います。でも、この世にいったん生まれた以上は、人々とのつながりのなかで生き、生活しているのです。決して自分だけが好きなように生きていればいいのではない。自分を生んでくれた母親はもちろんのこと、大きく成長するまでには、実に多くの人々に支えられて生きてきたのです。そして、自分自身も多くの人々に影響を与えながら生きているのだということを忘れてはいけないと思います。

それだからこそ、予後不良といわれる患者さんの看護にあたるとき、その人の一瞬一瞬を大切にしながら、残された貴重な時間を有意義に過ごせるよう援助しなければならないのではないでしょうか。しかも、そのことが、その人にとって大切であるというだけではなく、その人をとりまく多くの人々、彼もしくは彼女を愛する人々にとっても大切なのです。

苦痛に直面している患者さん、予後不良の患者さんに向きあうことは看護師にとっても辛いことです。できることなら、そうした場面から逃れたいと思うのも自然の感情でしょう。でも、苦痛に直面している当の患者さんは、そこから逃げることはできないのです。そのことをしっかりわかって、どうすればその苦痛を最小にすることができるかを考え実践していかなければならないのではないでしょうか。

健康な看護師は、患者さんの受けている苦痛以上の苦しみに耐える力をもっているはずです。いいえ、健康だからこそ病む人々の二倍も三倍もの苦痛を引き受けられるのです。予後不良の患者さんや軽減できない苦痛に悩む患者さんのところにすすんでいくのはむずかしいかもしれません。でも、現実から目をそらす逃げの看護は敗北であるということを、肝に銘じたいものです。

九十一歳、在宅での療養生活—可能性への挑戦

ある日のことです。近所の親しい開業医の先生から電話がかかってきました。「往診に行っている患者さんが、最近食欲がなくなって経口的に食事がとれなくなったので、一度一緒に行ってほしい。経管栄養をしてみてはどうかと思うので」と言うのです。聞けば、今年九十一歳になる老人で、もう五〜六年ものあいだ、寝たきりになっているということでした。数年前、直腸癌になり、手術をして人工肛門の造設をしているが、その後脳軟化症になって現在は見当識もはっきりしていないということです。私は、在宅の悲惨な老人の姿を何人も見てきましたので、この患者さんもきっとたいへんな状態であろうと、ある程度覚悟をして同行することにしました。

ところが、これがまったくの私の先入観であったことは、訪問して老人の寝ている部屋に入ってすぐにわかりました。訪問先はある小さな商店街の一隅にあるお店でした。老人はその店の奥の一室を独占し、上半身を少し起こしてなにかを口に入れてもらっているところでした。室内はきちんと整とんされ、実に清潔でした。

私に会釈をしながら、手元のコップを見せてくださったのは、今年六十歳になる養女の方でした。

「なにか召しあがれましたか」と聞きますと、「二〜三日前からほとんど食べてくれませんので悲しくなってしまいます。それで、先生にお電話したのですが、おじいちゃんがいちごに目がなかったことを思い出して、今日は、いちごミルクを作ってスポイトであげてみているのです。飲みこめないので、こぼれるジュースをガーゼで拭きながらですが、こうすれば、舌や頬の粘膜から少しでも吸収できるのではないかと思って……」と。

私は驚く一方で反省しました。もし、この老人が入院していたとしたら、看護師はここまでしただろうかと思ったのです。きっと医師に報告して、早速、中心静脈栄養か点滴注射がされたのではないでしょうか。この老人がかつて好きであったいちごをこんなに根気よく、一滴ずつ口中にたらしてみるなどということができたでしょうか。おそらくそうした発想は、今の忙しい看護の現場ではなかなか浮かんでこないのではないかと思ったのでした。

その後、人工肛門も見せてもらいましたが、便をためるラパックを切り開いて、両端を洗濯ばさみで止め、天井からつるしてあるのです。これは、食事をしなくなってから、便もガスも出なくなったので、ラパックが腹部の皮膚に密着すると、余計に出にくくなるのではないかと思って、そうしているというのです。見れば、人工肛門の周囲の皮膚もきれいで、尿も失禁しているのに全然悪臭もありません。

日ごろ、この患者の家族がいかに心をこめてケアをしているかが一目瞭然でした。

「ずいぶんきれいに行き届いたお世話ができていますね」と言う私に、その家族は、「おじいさんには本当に世話になったので、まだまだ長生きしてほしいと思って……。でも最近食べられなくなってから急に元気がなくなって悲しい。おなかもパンパンに張ってガスも出にくくなってしまい、腸がコトリともしなくなってしまったのです」と話されるのでした。

高齢社会などといって、家庭内で片隅においやられている老人の話をよく聞きますが、こんな家族もいたということに私は感動していました。そして、専門職として訪問した私にできて、家族がまだやっていないことはなんであろうかと考え、老人を思う家族の気持ちを察し、排ガスを成功させようと思ったのでした。

そこで、熱湯を準備してもらい、腰背部と腹部の温湿布をしたところ、見ている前で排ガスがあり、たいへん喜んでもらうことができました。

同行した医師とも相談して、経管栄養はもう少し先にのばし、根気よく経口的な食事を試みてもらうことにしました。私はこの短時間の訪問で実に貴重なことを学びました。それは、どんなに高齢であってもその人の生きている限りは、その人の可能性を見捨てないということです。

普通であれば、九十一歳まで生きられればそれでよい。もういつ死んでも天寿を全うした、と人は言うでしょう。病院に入院している場合でも、おそらく、医療処置をしながら、心の底では、こんなことして意味があるのかと、疑問に思いつつ、次第次第に消極的な対応になっていくことでしょう。

ところが、この家族はそうではありません。老人の可能性を心から信じ、老人のケアを心をこめて行なうことで、自分自身が生きている意味を実感している姿がありました。精一杯老人のためになることを考え、実行していました。この老人はそれから間もなく経口的に食事がとれるようになり、経管栄養をずっとしないですんだのです。

ただ、こうした幸福な老人ばかりでないことも、知っておく必要はありそうです。施設に入れて後は知らぬ顔といった家族も少なくありません。しかし、そうした場合でも、一方的に家族を責められない事情もあるのです。よくいわれるような、わが国の住宅事情もあるかもしれません。ですから私たちは、福祉の諸施策や活用できるもろもろの福祉メニューなどについても、よく勉強しておきたいものです。

どんなに高齢であっても、障害をもっていても、生まれて生きてきて本当によかったという社会をめざしたいものとつくづく思います。

みえさんの死―たとえ限られた生命でも

今から約五十年前は、看護師の仕事を続けるためには、独身であるということが前提とされ、これを疑う人はいなかったという時代でした。

事実、私の手元にある、昭和三十五年の『看護学雑誌』[*8]の「近代社会と看護」という座談会のなかで、看護師にとって結婚は是か否かについての意見が出され、結論としては、「看護師の特殊性に逃げこまず、できるだけ、普通の市民、普通の女性と同じような生活環境のなかで生活することが望ましい」としながらも、まだ一般には、結婚すると看護職から離れ医療事務員になったり、退職させられたりという実態が報告されているのです。

ですから、看護師が結婚しても辞めないで働き続けることができるようになった歴史は、本当に新しいのです。これからお話する冨沢みえさんと、私の関係は、同じ病院で看護師として働き、職場が隣合わせであったというだけでなく、まだ看護師の大部分が寮生活をしていたころ、「看護師も人間であり、女性であるから結婚して当然。子どもを生んでも辞めないで働き続ける」という、当時ではかなり悲壮な決意のもとで、結婚と育児と仕事を両立させようと、励ましあった仲間でした。

その当時の夜勤は一週間連続夜勤で、一人夜勤でしたので、両立と口では言っても、本人はもちろんのこと、結婚した相手もそれはたいへんでした。労働基準法にある産休をとることさえ、気がねしながらでした。

寮を出て通勤をする人は看護師全体からみれば、たったひとにぎりでしたが、自分たちのためというよりも、これから後に続く後輩看護師たちのために、なんとしても両立をさせなければならないという、意地のようなものがはたらいていました。そうしたなかで子どもを生み、全国にさきがけて病院内に保育所を作ったりしたのです。

共同保育所で育っていたそれぞれの子どもたちは、保育所を利用する親たちにとって共通の子どもであるといってもよいくらいでした。お互いの子どもたちのことを、自分たちのことのようにして心配したり、喜んだりしたものです。ですから、そうした喜びや苦労をともにした友人であったみえさんが、胃癌の疑いで開腹手術を受けたのに、すでに手遅れということでなにもしないで閉じてしまったということを聞いたときのショックは、たいへん大きいものでした。

本人は、心の底では癌ではないかと疑うこともあったと思いますが、表面では否定し続けていたように見受けられました。

看護師であっただけに、病床では、自分の受けている看護についていろいろと疑問をもち、「看護師であるときに考えていた看護と、患者になって考える看護とは違うのよね」と見舞う私によく話していました。彼女は約八か月の入院生活の後、ついに帰らぬ人となってしまいましたが、同じ年ごろの子をもつ母として、子どもや夫を残していく辛さを思うとき、とても他人事とは思えず、彼女に気づかれないようにしながら、幾度となく涙したものです。

彼女は最期の瞬間まで、「看護ってなんだろう。看護師ってなにをする人だろう」と問い続けました。それはきっと彼女が頭に描いていた看護と実際に受けた看護のズレの大きさからきたものでしょう。また、周囲のだれもが、彼女の病名と病状（胃癌末期、全身転移）から、もう助からないとあきらめ手をこまぬいていた時期になっても、彼女だけは主婦として母親として、そして看護師としても、早く退院して復帰したいと願い続け、そのためには、とにかく少しでも食事を摂って力をつけなければならないと自分に言い聞かせ、実際にはたから見ても涙ぐましい努力で、牛乳を飲み、栄養をつけるように頑張っていました。

彼女の死後、彼女の夫は『看護本来の姿とは』[*9]に、彼女の闘病の姿と、それにかかわった人々の気持ちや努力の様子を書きました。そのなかにもう食事がのどを通りにくくなったころの彼女の日記がありますが、そこには、次のような記述があります。

「嗜好が変った感じ。なっとう二さじ。好きだったがおいしくない。牛乳を皿に移し、ロールパンをふやかし二口食べた。おいしかった。水分が入らない。番茶を口に含んでわずかずつのどにしみこませるようにする」

「午後八時二十分から九時五十分までかかって牛乳一〇〇ミリリットル飲む」

こうした記述に加えて、夫は次のようなエピソードを書いています。

「妻が牛乳が飲めなくって困っていたときのことである。ある看護師さんが、『冨沢さん、飲めなくったっていいのよ。牛乳は噛むのよ』と励ましてくれた。妻にはこの一言は天啓だった。その日の夕方、彼女は感に耐えずの表情で、『あなた、牛乳は噛むんだって!』と私に話した」

一〇〇ミリリットルの牛乳を、一時間半もかけて噛みながら流しこむ彼女の気持ちはいったいどんなだったでしょう。

彼女にとって、なにかを口に入れて噛み、飲み下すことは、生きることそのものだったのです。なにかを少しでも食べられる、おいしく食べられるということは、生きている唯一の証であったのでした。病気を克服して一日も早く社会復帰したいと願っていた彼女は、点滴だけではだめだ。点滴だけでは生命を維持することはできたとしても、生活に必要な力にはなり得ないと、必死で食べようと努力していたのです。

このひたむきな闘病の姿勢をだれが見離すことができるでしょうか。ところが残念なことに、病院の給食のシステムは彼女のそうした意欲を支えることには無力でした。病院には一般食のほかに治療食はあっても、重症者の食欲にふさわしい献立はありませんでした。重症者の食欲は一見気まぐれで、ときどきわがままとさえ受け取られがちです。彼女の場合もある日突然、「おくらを刻んで納豆をまぶして……」といった要求をすることもありました。そうした彼女の意思を尊重した食事を作ることができたのは、彼女の嗜好を知り、彼女になにかをしてあげたいと必死に願いながらそばに付き添う家族でした。

夫の手記にはこうも書いてあります。

「わずか一〇〇ミリリットルの牛乳を一時間半もかけて飲む行為は『飲む』という観念から程遠い。妻は看護師さんの言葉を噛みしめながら、噛むのだ、噛むのだ、と自分にいいきかせながら、のどにしみこませたのではなかったか。飲もうと思えば絶望に陥ろう。私は『飲む』と書いた妻の言葉を『噛む』と読む。私はこの看護師さんの言葉は、妻を何日か延命させたと信じている」

こうして彼女は、意識がなくなる寸前まで、なんとかして生きるために、狭くなった食道に食物を少しでも流しこもうと励んだのです。二月十九日に亡くなった彼女が、二月四日の日記には、「いそがしい。やることが多くて。本も読みたいし書きたいし。……きっと勝ちぬくぞ。パパや子どもたち、世話になった妹、義妹……みんなに感謝して、お返しのために元気になるんだ」と書いています。

病名がなんであろうと、客観的な全身状態が悪くても、この生へのすさまじいまでの意欲に対して看護はなにができるのか問い続けていきたいと思っています。

看護の技術

人を見る確かな目と気づき

看護の対象となる人々は、その背景も病気の種類も病状も実に多様です。同じ病名がついていても症状が違ったり、病気の段階によって訴えもさまざまです。ひととおりの知識をもっていても、いつでもその患者にあった援助ができるとは限りません。深い洞察力と、温かな目、そしてその底に専門職としての科学性が求められます。

アレキシス・カレルの有名な『人間この未知なるもの』[*10]という書物のなかに、「人間に関するわれわれの知識は、まだきわめて不十分であるとはいえ、人間形成に関与し、すべての潜在的可能性が実現できるよう援助する力はある」という言葉があります。看護の世界では患者を正しく理解するために、「患者中心の」とか、「患者の立場に立って」ということがくり返し述べられてきました。

これは従来の医学や医療のありようと、それに追随してきた看護への反省からきていると思われます。つまり、その患者の病気や臓器の病理的変化にのみ目を向けるのではなくて、病気や障害をもった人を全人的に理解しようということだと思います。

ところが、今度は、全体を把握しようとして、患者の状態のすべてを分断し、まるでパッチワークのように、ある枠組みにあてはめ分析しようとする傾向が生まれています。科学性という名のもとに、すべてを理づめで解釈しようとして、思わぬ誤った見方をしていることさえあります。

強調しておきたいことは、本来人間を理解するなどということはたいへんむずかしく、どんなに努めても、完全に理解することはまずできない、ということを承知しておくことです。その上で、その人のこれまで生きてきた過程、現在の生き方、あるいはこれからどう生きようとしているかについてのその人の考え、つまり、対象の人々の人生観や生活体験に、看護師のそれを重ねながら、その人の気持ちに近づこうと努力をすることが大切です。

肝炎の患者がお寿司を食べたいと言ったとき

その患者は慢性肝炎で入院していました。入院の期間も長く、いろいろな要求を看護師に出してくるので、いつも問題のある患者として話題になっていました。ある日、受け持ちの学生に「病院の治療食はもう飽きた。たまにはお寿司が食べたいな。すまないけど買ってきてくれないか」と言いました。

学生は困ってしまい、看護師室に来て先輩の看護師にそのことを伝え、どうすればいいかを相談しました。相談を受けた看護師は、「あの人は本当にわがままで困るわね。いちいち相手にしないでいいのよ」と言いました。学生は、看護計画に、「病識がなくて治療食を受け入れられない」という問題点をあげました。

あなたが、もしこの患者の受け持ちであったらどうしますか。

ここで、この患者の気持ちに近づく前に、病院の治療食の献立はどうなっているかを見てみましょう。

多くの病院では、一週間の治療食の献立が決まっていて、おそらく、月、火、水……と循環している場合さえあるのではないでしょうか。だから、患者は曜日によってなにが出るかを知っています。

つまり、病院の食事は、単調な入院生活をなぐさめてくれる内容にはなっていないのです。しかも治療食という名のもとに、それを食べないと病気が悪化するとして、個人の嗜好などはおかまいなしの、「反復献立」が出されているといったら言い過ぎでしょうか。

一方、世のなかの食生活は多様になり、デパートの地下食品売り場には、それこそさまざまな食物が氾濫しています。ちょっとロマンチックにスミレの花をデコレートしたケーキをつくりたいなと思ったら、ちゃんとスミレの花の砂糖漬まで売っているのですよ。病人が、たまにはおいしいお寿司が食べたいと思うのも当然ではないでしょうか。この病人の要求を当然だと受けとめるのか、それともわがままと受けとめるのかによって、対応がまったく異なってくるとは思いませんか。

この患者は慢性の肝炎です。医学的な見方からすれば、肝機能の検査データなどをもとにして、特別の栄養配分を考慮した食生活をしなければならないのは当然でしょう。患者の健康に向かうための援助をしなければならない看護師として、処方された特別食を、なんとかして受け入れてもらえるようなはたらきかけをすることも当然であるといえましょう。

でも、その前に、先にも述べたように、毎日くり返しの献立を食べる身になってみてください。たまには目先の変わったものが食べたいと思ってはいけないでしょうか。もちろん勝手に買ってきて食べてはいけません。看護学生にそれを頼んだということは、そうしたことをきちんと説明されていなかったのかもしれないのです。どうして患者がそんな気持ちになったかを考えないで、「病識がない」ときめつけたことも誤りです。

健康な人でも食卓に変化を求め、おいしい好みのものを食べたいと思っているのです。制限づくめの病院生活のなかで、せめて目先を変えてお寿司が食べたいと表現した患者を、わがままであると評価することは、正しいとはいえないのではないでしょうか。

では、どうすればよかったでしょう。私がもし、その場にいたら、「治療食をきちんと食べることは、あなたにとってはとても大事なことなのだけど、お寿司を食べたい気持ちもよくわかります」と患者の気持ちを受け入れた上で、「お寿司といっても、『とろ』のような脂肪分の高いものは無理だけど、栄養課に相談してできるかどうか聞いてみましょうね」と言って、患者の要望が実現できる方向を探るのではないかと思います。

ここで言いたいことは、患者が本当に病識がなくて治療食を嫌うのか、それともお寿司を食べたいという表現のなかには、ひょっとすると、別の思いが込められているのではないかと、そうした患者の気持ちに近づく努力をしてほしいということです。

「特別治療食」も食べてはじめて治療食になるのであって、食べてもらえなければなんにもならないのですから。この治療食の熱量と脂質やタンパク質の分量からすれば、どんなお寿司なら食べてもよいかということを計算できる能力と、普通の人ならだれでも感じるような感じ方、見方で、患者をしっかり見てほしいということです。

火曜日は食事はいらない？

ある看護学校の先生に聞いた話です。多床室の受け持ちになった学生が、一人の老人のベッドサイドに昼食を運びました。その老人は、脳卒中の後遺症の片麻痺があり、終日臥床している状態の患者です。学生の運んできた食事を見て力のない声で、「今日は火曜日だったね。俺は火曜日は昼食は抜きだ」と言いました。学生はそのままその食事を老人の床頭台に置き、もう一人の老人のところにも配膳をしました。その老人も片麻痺のある老人でしたが、「今日はうどんの日だったね。うどんは食べられないんだよ」と言いました。

学生は「うどんはお嫌いですか」とたずねますと、「いや、嫌いではないんだけどね、片手だけで、しかもスプーンを使って食べるのはむつかしいんですよ。うどんが逃げてしまうのでね」と言いました。「それでしたら、私がお手伝いしますよ」と言う学生にその老人はたいへん喜んで、学生の援助によって全量のうどんを食べたのでした。

そしてその老人が言うのには、「火曜日は昼抜きだといったあのじいさんも、実はうどんが食べたくないのではなくて、食べようにもうまく食べられないのだよ」と教えてくれました。学生はハッとして、その老人のところに行きました。

この老人は脳卒中の急性期を過ぎてから、もう二か月近くなっていたといいます。肺炎を併発したため、リハビリが遅れて、四肢が変形してしまい、そのために起居動作が不自由な状態でした。学生が調べてみると、火曜日の昼食はきまってうどんが出ていて、老人はいつも一口も摂取しないでいたということがわかりました。

なぜそのことに気づかなかったかという、看護上のシステムも問題ですが、だれ一人として、老人が毎火曜日には食事の摂取量がゼロであるということに気づかなかったことが問題です。看護に必要なことは観察とか判断とかよく言いますが、こうした日常的な場面での患者とのふれあいを通して、患者のありのままに近づくということがとても大切なのですね。

関節リウマチで物言わぬ患者さん

新卒業生のA子さんは、整形外科病棟勤務となりました。学生時代に学んだ知識や技術を使って、患者のケアを思う存分にしたいと病棟に出て、オリエンテーションを受けた直後から張りきっていました。最初に受け持った患者のなかに、彼女はいました。

小さな身体をちぢこまらせるようにして、側臥位でまるで胎児のような姿勢でベッドのなかでじーっとしていました。

「おはようございます」と声をかけても返事をしてくれません。憂うつそうな顔で額にしわをよせています。看護師室に戻って記録をみますと、「全身の疼痛があるのか、身体をちぢめるように休んでいる。四肢の関節はこちこち」という記述があり、あとは輸液や、膀胱洗浄の記録だけでした。

A子さんは、一緒にその病棟に配属されたB子さんに相談し、なんとかしてこの患者の心を開こうと毎日努力してみるのですが、まったく反応がありませんでした。たまに口に出す言葉といえば、「痛いのよ」「苦しいのよ」「死にたいわ」と言うだけです。新人のA子さんもB子さんも毎日覚えなければならないことがたくさんあって、気になりながらも数週間が過ぎました。

ある日のこと、庭のつつじが満開でしたので、窓を開けて明るい声で「ほら、外はつつじが満開ですよ！」と声をかけました。ところが、彼女はちらりとも外を見ようとせず、「そんなこと私に関係のないことよ」と言うのです。平素からおだやかなA子さんでしたが、この患者の反応に出あって「なんてかわいげのない老人だろう。こんなに一生懸命に思っているのに」と、腹をたてたといいます。

ところが、その日の夕方、B子さんにそのことを話しますと、B子さんは「やったじゃない。気がつかない？」と言うのです。つまり、今まで根気よく働きかけても、三つのきまりきったことしか言わなかった人が、とうとう違う言葉「そんなこと私に関係のないことよ」と、話したじゃないかと言うのです。A子さんはB子さんに言われてみて本当にそうだと気がつきました。初めて、A子さんの言葉への反応が返ってきたのです。それが、A子さんの期待する言葉でなかったために、すんでのところで聞き逃してしまうところでした。

そこで、その言葉をゆっくり吟味してみますと、この患者にとっての関心は自分の身体の苦痛以外にはないということが理解できました。今まで医療処置をしたり、日課としての清拭をしたりはしましたが、患者が一日中そのことばかりに集中している身体的苦痛の緩和ということへの積極的な援助が、なに一つできていないことを反省しました。

この患者の心を開くなどということは、その患者の最大の関心事である関節痛や、身動きのできない苦痛を癒すことなくしてはできないということがよくわかったのです。

翌日からA子さんは、患者の苦痛をどうすれば緩和できるかということに、神経を集中しました。関節リウマチに特有な症状である、朝のこわばりを少しでも和らげようと、温かい湯で手浴、足浴をして、筋肉を弛緩させてから、静かに指をもみほぐしました。体位の変換も彼女のもっとも楽な方法でできるよう、一人で無理せず、必ず二人以上の手で実施することを心がけました。

このようなケアを継続しているうちに、彼女の表情は次第に和み、ある朝、「おしっこが漏れているようだけど」と自分のほうから話しかけてきました。留置カテーテルを挿入していましたので、局所を観察してみましたが、漏れている様子はありません。ひょっとすると、尿意を感じるようになってきたのではないかと思ったA子さんは、その日が留置カテーテル交換の日であることに気づき、主治医にしばらくカテーテルを抜いたままにできないでしょうかと頼み、様子をみることにしました。

その後、便器での排尿が可能になったのです。こうして、彼女は日に日に明るさを取りもどし、それまでは自分の症状のみに関心が集中していたのが、隣のベッドの人のことを気づかうようになり、看護師に笑顔さえ見せるようになったばかりか、時にはユーモアのある会話で、看護師を笑わせるようにまで変化したのです。

なんとかして、その患者の気持ちに近づこうと、努力したA子さんの粘り強いはたらきかけも効を奏したことは間違いありませんが、彼女のそれまでとは違った反応をキャッチしたB子さんの気づきに負うところも大きかったといえます。

同じ場面を見ても、同じ患者の反応にぶつかっても、まったく気づこうとしなければ、それ以上の展開は望むべくもありません。患者のどんなに小さな変化や反応も見落とさない、気づきのアンテナの感度を、看護師なら意識的に高めなければならないのです。

技術があってはじめてやさしくなれる

看護師とやさしさ

人はだれでもやさしくしてほしいと願います。とりわけ病人や老人は、自分で自分のことができない苦しみのなかで、自分にもっとも近くにいる看護師に対してやさしい態度や言葉を期待していることでしょう。

しかし、このやさしさは看護師だけのものではありません。幼い子どもでも、自分より小さな人や動物に対するやさしい気持ちをもっています。自分より小さな弟や妹が転んで泣いたら、なんとかして助け起こそうとし、力にあまると思ったら、だれかの助けを求めることでしょう。

人間は地球上に誕生して集団生活を営むなかで、集団のなかの弱い人や幼い人、年老いた人を助けながら、人間としての文化を育ててきました。人間の本質のなかにこうしたやさしい側面があることを認めた上で、看護師としてのやさしさについて考えてみましょう。

看護師としての特別の普遍的なやさしさがあるとは思えません。また、やさしさとはなにかと問われて、はっきりと答えることはたいへんむずかしいと思います。やさしさとは、「相手に対する思いやり」であるとか、「いたわりの心」であるとか、「困ったときに差し伸ばされる手」であると、答える人によってもさまざまでしょう。

人はみな、窮地に立ったときにやさしくしてもらった体験や、失敗したときの励ましの言葉を忘れないでしょう。心身を病んでいるときには特に、看護師の言動の一つひとつが心に残ります。自分の病気に対する不安や予後について、くどくなるほど確かめずにはいられない患者の気持ち。

ところが、こうした気持ちをよそに看護師はしばしば職業的な対応をしがちです。「うるさいわねえ」「何回説明したらわかるのかしら」「神経質で困る患者」というふうにです。

そのようなときにでも、本当にやさしい看護師なら、患者の気持ちを十分に理解し、患者の不安や疑問をそのまま受けとめるはずです。頭から否定したり、無理に説得しようとせず、患者がなにに対して不安なのか、なにがよくわからないのかを、患者の立場に近づいて考えるのです。

つまり、本当のやさしさとは、相手の気持ちに近づいて、その人の思いを素直に認めることであるといえます。

そのためには、注意深く患者の様子を観察しなければなりません。たとえば、外来などでも、診察室に患者が入ってきたそのときから、表情やしぐさを通して、患者の思いを洞察するように努めたいと思います。そして、ただ観察するだけではなく、脱衣に手を貸し、診察時にはそばによりそって、不必要な身体の露出をカバーするなどの援助をする。それがやさしさを表現する看護師の手段です。

病院の雰囲気というのはそれだけで患者を萎縮させます。医師の前に座ると、言いたいことも言えず、聞きたいことも十分に聞けない場合も珍しいことではありません。不安のありそうな患者に声をかけ、気分をほぐすような会話で患者をリラックスさせます。こうした看護師のやさしい気配りと気働きは、医師の的確な診断や治療の助けともなるのです。

忙しさのなかのやさしさ

ところが実際には、やさしくしなければならないことがわかっていても、やさしくできない看護師の思いもあります。ある若い看護師は現実に職業人になってみると、毎日のルーチンの仕事に追われて、やさしさなどとは無縁の自分を発見し、ぞっとすることさえあるといいます。いちいちやさしくしていたらたちまち仕事が滞り、同僚からも非難されるというのです。こうしてみると、やさしさとは、ある程度のゆとりをもって仕事をすることから生まれるのかもしれません。

非常に仕事が早くてきぱきとしていて、同僚や上司からの評判のよい看護師が、意外に患者からの評価がよくないこともあります。なんとなくとっつきにくい印象を与えるのでしょうか。まだ、看護のことがよくわからない学生が患者に好かれるという話をよく聞きます。それは患者のそばでなにか役に立ちたいと願いながら、その人のことを一生懸命考えながら実習しているからではないでしょうか。いつまでも学生のときの心を忘れないようにしたいものです。技術的には未熟でも、患者は学生の心根を喜ばれたのだということを。

では、忙しいときにどうすればやさしくなれるのでしょうか。せめてその患者の話を聞いているときや、世話をしているときには、その患者のことだけに集中しようと、意識的に努力することです。

ほかのことを考えながらでは、看護師の行動はきわめて機械的になります。この病名で、この年齢で、このような家族背景をもっている人は、どのような思いで、今ここにいるのだろうか、もし自分がこの人の立場であったら、どんな気持ちだろうか、と目の前の患者の気持ちを思いやることです。そのためには、豊かな想像力が必要ですね。

そして、ちょっとした言葉や表情や動作から、患者が表わしている「問題」に気づく感性が看護師にはとても大切です。生来鈍感で、他人のことにはおかまいなしという性格の人もいるかもしれませんが、何回もくり返しますが、専門職としての看護師は、目的意識的に想像力を鍛え、感性を研ぎすます訓練をしなければならないのです。

そのためには、まず社会的な視野を広げ、さまざまな人々の生き方を知ることです。新聞を読んだり、読書をすることは、いろいろな人の生き方を学べます。音楽や絵画や演劇に積極的にふれるのもよいでしょう。そして看護師自身が豊かで健康でいきいきと働けば、その姿は、病んだり、不安をもって療養する人々を勇気づけることにもなります。

技術について

ところで、看護師はただ目の前の人の気持ちを理解し、言葉でなぐさめるだけでは、その責任は果たせません。看護師として大切なことは、苦しんでいる人、疲れている人々に対して、その苦しみや悩みを解決するために働くことです。そのためには具体的な技術が必要です。そうした苦痛や不安の軽減をはかる技術に習熟するために基礎教育のなかでそのトレーニングが行なわれるのです。しかし、すべての患者の苦痛を軽減できる技術を学校だけで学ぶことはできません。

なぜなら、人間の苦痛の種類や程度、その深さや広がりは実に多様だからです。学校で学んだ技術は、基礎的な技術の一部であり、実際には、基礎的技術を生かしながら、一人ひとりの問題に応じた技術を駆使しなければならないのです。

ここで、技術について簡単な説明をしておきましょう。注

動物は環境に適応するために自分の身体を環境に合わせます。ところが人間は、環境を自らの手で作り変えてきました。人間の祖先は寒さや風や猛獣から身を守るために、安全なすみかをつくり、火を発明して食物を加工し、畑を耕したり、動物を飼育したりしてきました。その過程で、いろいろな法則性のあることをつかみ、次の実践

に適用してきました。たとえば土台がいい加減で柱が曲がっていたら、たちまちその家は風で吹きとばされることでしょう。どのようなことでも、もしその目標を実現し得る法則性に従わないでしようとすれば、失敗してしまうことも、長い実践の歴史のなかで明らかにしてきました。

つまり、人間が目標を達成しようとすれば、ある法則性にそった行為をしなければならないのです。この有効な法則性のなかには、表現できるものとできないものとがあり、表現できるものは知識として人から人に伝えることが可能です。また、最初は知識がないのに、経験を重ねるうちにうまくできるようになるということもあります。この場合は、目的と方法とのあいだの法則性を、カンとかコツのような感覚でつかむからうまくいくのです。

注　技術についての説明

筆者は武谷三男の『技術論』を読み、このなかで述べられている技術の本質規定を看護実践のなかに生かすことはできないものかと、四十年以上前から考えてきました。したがって、ここでの「技術と技能」「客観的法則性」についての説明は、武谷三男著『弁証法の諸問題』（一三九ページ、勁草書房、一九六八）によるものです。これに関する看護の文献としては、筆者の『看護技術の現在』（一九九四）、『看護の技術と教育』（二〇〇二）、いずれも勁草書房がある。

では、呼吸困難のある患者に対してどう対処すれば患者が楽になるかを考えてみましょう。まず上半身を高挙してみますね。上半身を高くしたほうが呼吸筋がはたらきやすくなるとともに、胸郭が広がりやすくなります。つまり、呼吸を楽にするという目的と、上半身高挙のあいだには、科学的にも実証(真理)できる客観的法則性が存在しているということになります。

しかし、その法則性も最初から明らかだったのではなく、たまたま呼吸困難の患者が苦しむ様子をなんとかしたいと思って行なった方法が成功して、その患者だけではなくほかの患者にも有効であるということを、経験的に積み上げた結果だったのです。

なぜ、「法則」といいきらないで「法則性」と表現するか、ということについても説明しておきましょう。それは、実践の場面では、「このようにすればこうなる」といった目標と方法とのあいだのつながりを経験的につかむことがたいへん多いからです。つまり、なぜそうなるかが科学的に実証されていなくても、目的と方法とのあいだの法則性を意識して、だれにでも伝えられるような客観的なものにしていくと、それは技術ということになります。つまり、この法則性という「性」の字のなかにはすでに科学として明らかになったものと、まだ科学的にはわからなくても経験的につかまれた法則が含まれているという広い意味があるのです。これに対して、言葉ではうまく伝えられないけれど、何回も経験を積みトレーニングを重ねて、身体的な感覚で覚えて実践する場合に、それを技能というのです。

技術つまり、目標達成のための法則性が理解できれば対象が変わっても環境が変わっても、その法則性を適用することができます。

学校で学ぶ技術は、知識として教師から学生に伝えられたものですが、知識があるからといって、臨床ですぐにその技術が使えるかというと、使えない場合のほうが多いですね。みなさんも実習などで体験されたことでしょう。それは、まだ訓練が不足しているからです。学んだ技術を反射的に行なうことができるくらい訓練すると、身についた技能に転化して、どんな場面でも使えるようになるのです。

このように実践には、技術と技能の両面があることを理解してほしいのです。そして、この技術が技能に、技能が技術に転化していく過程で実践のレベルが高まっていくのです。

そこで、先に述べた呼吸困難な患者の場合で考えてみますと、「呼吸が苦しいのは本当に辛いでしょうね」と患者の気持ちに近づく必要はありますが、それだけでは、患者の気持ちを少し楽にすることはできても、呼吸の辛さから患者を解放することはできません。上半身高挙という手段を用いてはじめて、患者を楽にすることができるのです。

ところが、患者の呼吸はそれだけでは楽にならない場合もあります。分泌物が貯留していたり、酸素そのものが不足している場合には、吸引とか酸素吸入が必要となります。

この例からも、一つの技術だけでは患者の苦痛を軽減することはできないし、また、やさしさだけでは本当の専門職とはいえないということがわかります。

やさしさの実践は想像力と表現力で

やさしさとは

「久しぶりに病院に行ったけど、看護師さんって怖いわねえ。ツンツンしていて声もかけられやしない」と、大病院に患者として受診した友人が話していました。また、「看護師さんといってもいろいろね。結局、その人の育った環境や人柄によるのかしら」とは、妹の終末を病院でみとった人の話です。

病人やその家族にとっては、看護師に求めるいちばん大きな要素は、おそらく、やさしさや相手を思いやる心なのでしょう。また、私たちの身近なパートナーである医師も、「看護師は頭が悪くても技術が少々まずくても、人間味のあるやさしい看護師がよい」などと言うことがあります。

そして看護師自身も、長いあいだ、まるでやさしさの代名詞のように自分の職業を考えてきたように思います。看護の対象が、起居動作の不自由な病人であったり、老人や乳幼児であることから、ことさらにそれが強調されるのでしょう。

長年にわたって看護は家族が果たしてきたことを行なってきました。ごく最近まで、個人の経験のみを手がかりに、そのときどきの病人の状態に対応してきました。看護は、画期的な進歩を遂げた医学とはかけ離れて、遅れた歩みをしてきたともいえます。しかし、高齢社会に入ったいま、慢性疾患が幅をきかせているなかで、看護の働きが改めて注目されるようにもなってきました。なぜなら、看護という仕事は、人間が人間らしく生きていくために必要なごく日常的な習慣的なケアを提供することがその中心だからです。

したがって、看護の仕事の幅はたいへん広いともいえます。現在は健康でも、なにか病気になるのではないかと不安を感じている人、現に発病して外来通院や入院をしている人。その病気の種類や重さによっても、また乳幼児からお年寄りまで、あらゆる年齢層の人が対象となります。ちょっとアドバイスをするだけで自分で健康的な生活のできる人もいれば全面的な援助を必要としている人もいます。

慢性の疾患や不治の疾患の場合には、その病気の回復が望めなくても、病気のなかに意味を見いだすようなはたらきかけもしなければなりません。排泄物や吐物、汗や垢で汚れた身体の清潔をはかるなど、普通であれば他人の目にふれさせたくないような面についての世話も行ないます。また、死に瀕した人々に接する機会も、ほかのどの職業よりも多いといえます。

そうした職業ですから、多くの看護師は看護師になろうと志したそのときから、一般的な思いやりの心を、普通の人以上にもっているとみるべきでしょう。ところが、そうした一般的な思いやりとか、やさしさだけでは通用しないのが職業としての看護です。一般的な思いやりとは、相手の苦痛や当惑を自分のこととして受けとり、同情したり共感したりすることであると思います。

職業人としてのやさしさとは

職業としての看護は、その上で、対象となる人が直面している苦痛を軽減しなければならないのです。また一時的な思いやりから衝動的になにかをするのではなくて、目的意識的に行為を継続するのが、職業としての看護師のつとめでしょう。

その場合、薬や医療処置を中心の対応よりも、できるだけその人自身のもっている心身の機能、残された可能性を発揮させるようにするのが看護です。実際には、あまりにも多様で複雑な医療のなかに深く入りすぎて、本来の看護がきちんとされていないことが多いように思います。

このような状態が続くと、看護本来の機能を看護師自身が見失ってしまいます。その上、高度の医療技術のもとでのたえまない緊張の連続で、前述したような怖い看護師が生まれてしまうのだろうと思います。本来の看護の心を忘れないようにしたいものです。

またここで忘れてはならないのは、患者の世話をすることに慣れてしまうと、技術が独走して患者の思いや気持ちを感じなくなってしまうことです。熟練は必要ですが、機械的な対応にならないようにと、いつも思います。

たとえば排泄の世話の場面で、通常、だれでも他人の世話を受けることに対して「恥ずかしい」「すまない」という気持ちをもつものです。その場合に、その素朴な患者の気持ちを否定したり、拒否したりするのではなく、恥ずかしさ、すまなさを、そのまま受け入れて、羞恥心を最小にするよう援助を行なうのです。

次の二つの事例は、排泄の場面で、患者のすまないと思う気持ちを、会話で上手に転換している例です。このたくみな会話をしているのは荒木さんという現役の看護師です[*11]。

・頻回のカーテンコール

六十四歳の女性患者でした。回盲部癌の再発で多床室に入院していました。腸閉塞の予防のために、下剤を内服中であり、そのためにしょっちゅう下痢をしていました。ナースコールがあって病室に行くと、患者は臥床したまま「ごめんなさい。またなのよ」と言いました。看護師は、「そう、いいですよ。この舞台はよく幕の閉まる舞台ですね」と言って、他の患者とのあいだのカーテンを引きました。患者は目を輝かせて、「そうね、まるで、流行歌手みたいね」と言いました。隣のベッドの患者が「よくなったら歌ってね」とカーテン越しに言い、病室は笑いにつつまれました。

この事例では、頻回の下痢で「ごめんなさい。またなのよ」という患者の気持ちを大切にしながらも、機知に富んだ会話で重苦しい雰囲気を明るい笑いに変えています。

・止まって出ない苦しさよりも……

三十五歳の女性患者です。胃癌の再発でした。人工肛門が形成されていましたが、肛門からも下痢便が少量ずつ何回も出ていました。この患者も腸閉塞を起こす危険がありました。

患者「こんなに何度も出ていいのかしら。悪いわね、何度も」

看護師「本当に何度もお尻を拭くと疲れるでしょう」
患者 「そうなのよ、しょっちゅうで悪いわ」
看護師「あら、止まって出ない苦しさよりも多少お尻がただれても、ちゃんと出てくれたほうがいいわよ。看護師みんなでそう話しているのよ」
患者 「そう、止まるよりいいわね」

この事例は、看護師が患者の身体的な状況を正しくとらえています。開腹術後の患者にとって、術後の腸管麻痺は大きな苦痛です。その上、患者はその回復を願っています。ここでは、看護師もその回復をなにより願っているということを言葉で伝えて、何度も排泄の世話を頼まなければならない患者の気持ちを軽くしているのです。どちらも看護師の患者を思う気持ちが、言葉によって表現されています。

・沈黙のマッサージ

次の事例は、術後の苦痛を沈黙のマッサージによって軽減している例ですが、百の言葉よりも、患者の苦痛を察して、差し伸べられる温かい手の効用を教えていると思います。表現とは、言葉によるものばかりではないのです。

下腹部の手術を受けたS氏は、麻酔から覚醒しているとはいうものの、意識はまだもうろうとしていました。術部は鉄の重りが張りついているような感じでした。無意識のうちに下腹部をかばうためでしょうか、両肩から背中にかけて、なんともいえない痛みと、口では表現できないだるさを感じていました。そのとき、静かに入って来た看護師は、両手にタルカムパウダーをつけて、黙って静かに静かに首すじのマッサージを始めました。そのときの気持ちのよさは、退院してからも忘れることのできないものであったと、S氏は語っています。

方法さえ知っていれば、マッサージを行なうことはだれにもできるでしょう。ですが、腹部の手術をした患者が自分でも気づかぬうちに腹部をかばって、ほかの筋肉を緊張させるものであるということを知らなければ、こうした援助はできなかったでしょう。手術の後は痛むのだろうな、苦しいのだろうなと同情しても、その気持ちだけでは患者は楽にはなりません。知識と経験を通して、的を射た看護、ツボを押さえた看護ができるのです。

相手の立場に立つことのむずかしさ

やさしい気持ちで相手の立場を思いやるということは、一様ではありません。ただ、相手を少しでも楽にするばかりがよいとはいえないということも、次の事例は教えてくれます。

・看病に身も心も使い果たそうとする母の気持ち

九歳の白血病の少女のお母さんの話です。

少女は、検査と強化療法で何回か入退院をくり返し寛解状態を維持していましたが、こんどは黒色便と吐血をして、全身に紫斑が現われ、入院の運びとなりました。入院四日目のことです。頭痛が激しく顔に浮腫が出て白血病細胞九三パーセントという最悪の状態となりました。急変が予測され、医師からその母親に対して病状の説明がされました。ところがその母親は、このときはじめてわが子の病名を知らされたのです。それまでは再生不良性貧血と聞かされて、治るものとばかり思っていたというのです。当時はインフォームド・コンセントという言葉がなかった時代でした。

半狂乱になって、その母は、「H子を連れて帰ります。もっとはやく知っていれば……」と泣きくずれるのでした。その日から母親の付き添いが許可されることになりました。それから一週間というもの、この母は不眠不休の看病を続けました。目は落ちくぼみ、食欲もなく、疲労のあとが濃くなってきました。

看護師のカンファレンスがもたれ、ある看護師は母親が疲労しないためにも、夜は休ませるべきだと主張しました。また、ほかの家族のためにも帰宅させるべきという意見も出され、この意見を多くの看護師たちは支持したのでした。

ところが、母親は看護師の申し出を拒否しました。

「家に帰って眠れると思いますか。いま私にできることは、この子のそばにいることだけなのです」

このときの母親の気持ちは、年若く経験の少ない人には理解しにくいかもしれません。でも、想像力をはたらかせて、この母親の気持ちを考えてみることはできるでしょう。医師から真実を告げられるまで、母は娘の症状の深刻さについて気づいていませんでした。そのことに対する悔いの気持ちと、せめてもう少し早く教えてくれれば、親として、もっといろいろなことをしてやれただろうに、という思いが錯綜していることでしょう。

H子ちゃんのほかに、受験生の息子とまだ低学年の弟がいます。でも、この母にしてみれば、その子たちは健康だから、この試練を父とともに乗り切れるという思いがあったのでしょう。

そして、「今となってはもう遅すぎる、残された時間はあまりにも少ない。代わってやれるものなら代わってやりたい」という、せっぱつまったわが子への愛。「今、私にできることといえば、せめて最後の看病に身も心も使い果たすこと以外になにができるというのだろう」

私も母親の一人として、この母の気持ちをこんなふうに想像します。

そして、もしこの母親がこのような気持ちにあるとしたら、今必要なのは休息でもなければ、帰宅して他の家族の世話をすることでもない。身も心もこの子の最期のみとりにかけようとする母の気持ちを理解すれば、看護師としての真の人間的な思いやりは、できるだけ、H子ちゃんとお母さんの交流のために、心ゆくまでそばにいる時間を保障することではなかったかと、私は思うのですが……。

看護の日常は、それぞれ個別の患者さんとその周囲の人々の気持ちやおかれた条件によって、実に複雑な対応を迫られるものなのです。

この事例では母親への対応のほかにターミナルケアの問題があります。

ターミナルケアの大切さがしきりにいわれ、人生の終末をどのように患者が過ごせばよいのかを考え実践することが、臨床的にも大きな課題になっています。

ところが、苦痛の軽減や安楽な療養生活をおくるための手助けが必要であると理解はしていても、実際にはとてもむずかしいのです。看護師も人間であり、とくに人生経験の少ない若い看護師は、辛くてとても、そうした患者のそばにいけない。どうしても避けてしまいがちであるといいます。

医療的な対応もほとんどなく、そばにいてもただ黙ってじっと見守る以外に手だてのない場合に、辛い思いが先にたち、どうしてよいかわからないという気持ちはよくわかります。でも、居心地が悪くても、避けるべきではありません。自身の辛い思いに耐えるのは、健康者として看護師が当然負わなければならない責務といえましょう。それが病人との連帯であり、職業人としての立場なのです。

思いやりとかやさしさというものは、人間としての素直な気持ちの発露であるといえます。幼いころから自然や動物との触れ合い、人々との交流のなかから育てられていくものなのでしょう。その上に職業人としての看護師のやさしさは、確かな知識や技術に裏づけられて実を結ぶのです。いろいろな経験を積み重ねながら、いつでも新鮮な思いやりの気持ちは忘れたくないものですね。

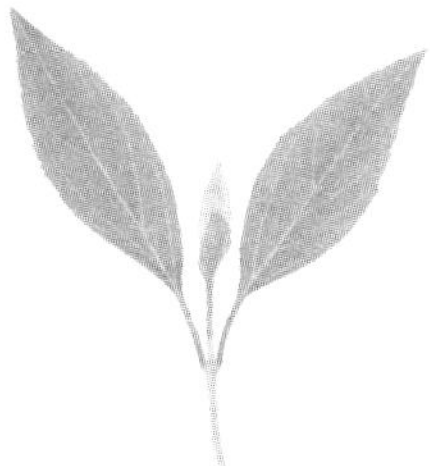

看護の感性

職業的な能力と引き換えに失うもの

普通の高校生だった女の子が、看護学校で専門的な勉強をし、看護の基礎的な技術を身につけ、一人前の看護師として働いているうちに、職業的な能力と引き換えに失うものがあるようです。それは、自分では気がつかないかもしれませんが、普通の人ならだれでも感じるような感じ方ができなくなるということです。すべての人がそうであるとは思いませんが、そうした傾向に陥りやすいことを自覚して、そうならないように努めなければならないと思います。

患者さんが入院したらまず一杯の水を

看護師ならだれでも、患者が入院してくると看護歴を聴取し、オリエンテーションをすることは知っています。ところが、多くの場合、そのことが実に事務的に行なわれています。患者が病棟に案内されて来たときの様子を思い出してください。

「ああ、入院の方ですね。ちょっとお待ちください」と声をかければいいほうです。ちらりと患者を見て「○○さん、入院よ、ベッドはできてたかしら」と大きな声で、担当の看護師に声をかけ、あとは知らぬ顔という場面はよくあります。患者や家族は、まるでスーパーから買って来て無造作に調理台の上におかれた大根のような扱いに少なからず当惑し、立ちつくしてしまいます。

やっと現われた入院の担当の看護師は、新入院患者に対して、しなければならないことがたくさんあって、患者や家族の気持ちを考えることもなく、いきなり看護歴を聞きはじめたり、体重や身長、体温や血圧の測定などをしはじめます。

普通の家庭だったらどうでしょう。押し売りの人やセールスマンに対しては、あまりよい顔はしないでしょうが、少なくとも、来訪されたお客様に対しては、まず挨拶をし、お茶を出してくつろいでいただくのではないでしょうか。突然の来客でもそうですし、まして予定していたお客様に対しては、心から待っていたことを言葉や態度で表わし、いろいろともてなすことでしょう。

夏でしたら冷たいおしぼりと飲みものを、冬だったら、熱いおしぼりやお茶をまずすすめることでしょう。遠来の客ならなおのことです。家族的な温かいもてなしに、お客様はほっとすることでしょう。

私が若いころに指導を受けた師長さんは、新しく入院された患者さんにはなにはさておいても、まずベッドの上で休んでいただくようにと言われました。遠くから、交通機関を利用して来た患者さんはそれなりに、外来で急に入院が決まった患者さんはなおのこと、心身の緊張や不安で疲れていらっしゃるからです。そして、お水でもお茶でもいいから、お盆に載せてまず一杯おすすめしなさい。飲めない方にはうがいを、とも言われました。

だれでも緊張すれば、唾液の分泌が減って口のなかはカラカラになりますね。私たちは入院したばかりの患者さんもきっと、そういった状態にあるということを知らなければならないのではないでしょうか。これこそ、生理学の知識の活用です。

患者はそうしてはじめて、初対面の看護師にも入院に至る経過や、入院についての気持ち、病気をどう受けとめているか、あるいは家族のことなど、心を開いて話してもいいという気持ちになると思います。

こんな、当たり前のことさえ、あまり行なわれていないとすれば、看護師として、看護師以前の人間らしい気持ちを呼び覚まさなくてはいけないのではないかと思うのです。

お茶くらいいつでも自由に

のどをうるおす話のついでというわけではありませんが、入院という事態によって普通の生活ができなくなるという事実は、飲み物一つをとっても話題にこと欠きません。

その老人は、慢性の肺気腫があって、粘稠な分泌物が多く、俗にいう痰のきれない状態が続いていました。ある夜のこと、準夜勤務の看護師に、温かいほうじ茶が一杯ほしいと言いました。ところが、看護師は、「こんな夜にお茶などありません。自動販売機にジュースがあるので、それを買って飲んではどうですか」とすすめました。老人は、「いや、それなら我慢をします」と言いました。

その看護師は、深夜勤務の看護師に「あの老人は、のどが乾いているのに、百円のジュース代を払うなら飲まなくていいと言っています。お茶でもジュースでも水分に変わりはないのに」と申し送っています。

この事例が話題になったとき、今の病棟には、お湯をわかす設備がないから、急にお茶といわれても、いれてあげることはできないと、この看護師の言動はやむを得ないだろうという意見が大勢を占めました。

でも私は、そうは思いません。看護計画には、分泌物が粘稠でしかも多量であるという問題に加えて、水分の補給に努めるという具体策が記述されていたのでした。たしかにお茶でもジュースでも水分であることに違いはないのですが、この老人がそのときほしかったのは、甘いジュースではなく、飲みごろの温かいほうじ茶であったのです。決して、百円を惜しんだのではないと思います。

健康な人でも、喫茶店に入ったとき、メニューを見ながら、そのときの口の乾きぐあいや気分によって、飲み物を選択し注文します。病院だからといってたった一杯のほうじ茶さえ飲むことができないのをおかしいとは思いませんか。お湯がわかせなければ、看護師室にポットなりジャーを用意しておけばいいのです。こんな当たり前のことに気がつかないことを、問題にしたいのです。

また、こんな話もあります。ある患者は、一日に経口的に水分を千ミリリットル飲むということが決められていました。ところが、毎日チェックすると、ほんの少ししか飲んでいないのです。看護師は、この患者は病識がなく、自分の治療方針を受け入れられないとして、受け持ちの学生にそのことを申し送り、「水分をきちんと摂取するように指導しなさい」と言いました。

学生が、患者のところに行ってみますと、目盛りのついた薬の空きビンに水が入って、ゴム栓がしてありました。

「これはなんですか」とたずねますと、その患者は、「私の一日に飲まなければならない水です」と、悲しそうに言いました。

学生がふと床頭台の上を見ますと、急須と茶筒があります。

「お茶はお好きですか」と聞きますと、「入院する前から大好きでした」ということだったので、「お茶をいれてきましょうか」と言いましたら、「ええ？　看護師さんがお茶をいれてくださるのですか。それはありがたい」と、学生のいれたお茶をおいしそうに味わいながら飲まれました。

病識がないのでもなく、治療方針を受け入れなかったのでもなく、目盛りのついた薬ビンの水を飲みたくなかっただけなのでした。看護師のちょっとした心遣いの問題です。

患者の望んでいることに気づく

では、普通の当たり前の人間的な感情を大切にし、患者の気持ちに少しでも近づけるようにするためには、どうすればよいでしょうか。世の中全体が自分中心になってしまって、他人のことなどお構いなしの風潮があるなかで、自分以外の人の気持ちを理解したり、心を遣ったりすること自体、気の重くなる話かもしれません。

でも、苦痛に直面し、自分のことが自分でできない人は、自分の苦痛をわかってもらい、なんとかその苦痛を軽減してもらえることを心から期待しています。だれよりも身近にいる看護師に。ですから、看護師としては、そうした期待に応えなければならないのに、先にも述べたように、専門的な力量の高まる一方で、そうしたごく当たり前のことに気づかなくなってしまうというのは、どうしたことでしょう。

専門職であると自負するならなおさらのこと、看護師は患者の気持ちにビンビン反応して、言われなくても、患者の望んでいることに気づく必要があると思うのです。そこで、なぜ気づけなくなってしまうのか、気づくためにはどうしたらよいのか考えてみましょう。

感性はきたえるもの

気づくということは、そのことに注意を集中して、変化を知るということです。その場合に大切なことは、気づくということが対象の状況に刺激されて、受動的になにかを感じるのではなく、そのときに受けた刺激と、そのときには直接の刺激を受けていないほかの状況との相違を結びつけることによって、変化を知るということになります。

さらに、気づいた人がキャッチしたことは、そこにある変化のすべてではなく、あくまでも客観的な事実のごく一部にすぎないのです。

気づきは、人間の全感覚を集中して、つまり、見たり、嗅いだり、触ったり、聞いたりすることによって得られる、対象のある側面の変化ということになりましょう。これらの感覚器官によって得られた信号が脳髄で統合されると、知覚に発展し、感覚と知覚を通じて感性的に気づくということになります。

感性について次のような説明もあります。

「末梢神経の末端、一感覚器官で受理された信号(刺激)が、たちまちにして中枢神経の各分野をかけめぐり、ふたたび、末端の感覚器官に信号(反応)になって送り返されるという働きが感性である」[*21]

そうなると、この感性のはたらきを鋭く研ぎすますことが、きわめて重要であるといえます。

自分自身の生活を豊かに

気づきの基礎となる感性の感度をよくするためには、日ごろからのトレーニングがものをいいます。受け身な態度で患者と向き合っても、患者の状態を正しく反映することにはなりません。看護師になる前の、看護学生になる前の人間としての生活や感じ方を基礎にして、意識的に鍛える必要があるのです。

たとえば、美しい絵画を鑑賞したり、音楽を聞いたりすることもよいでしょう。汗を流して自分の肉体的能力に挑戦するスポーツや登山も役に立ちそうです。

自分自身の生活が豊かでなかったら、感性も錆びることでしょう。豊かということは、決して金銭的な意味ではなく、精神的に豊かであるということです。また、社会の動きにも敏感に反応し、不正に対しては怒りの感情を激しくもつことも、どうやら、感性と関係がありそうです。

でも、こうしたことは、命じられてできるものではありません。若いうちに、感覚のもっとも新鮮なうちに、自らを鍛えるのです。若さの特権としての、神経の瑞々しさをあるがままに駆使して洗練された感性を育んでほしいと思います。

見たり感じたりしたことを言葉にしよう

私はいつも少女時代に読んだ『赤毛のアン』を思い出します。グリーンゲーブルズの叔母さんの家で過ごすアンが、見るもの聞くものすべてに驚き、感激します。またなにごとにも「なぜ？　どうして？」と不思議がり、多感な少女として成長していくのですが、あのアンのような想像力と好奇心をずっともち続けたいと、もう七十歳をすぎた今もいつも思っています。

でも、ただ心がけるだけでは、感性は鍛えられません。日常出合う事象のすべてを、漠然と見たり聞いたりするのではなく、その底にあるものを感じとり、意味を見いだすような習性を身につけてほしいと思います。そして、言葉に表現してみましょう。

感覚から知覚に発展させてつかんだ事象を、人間独自の抽象能力によって、普遍的な言語を用いて表現するのです。

動物と違って人間は、言語という信号をもっています。なにかを見て感動したり、なにかに気づくときにも、声には出さなくとも言葉によって考えたり、感じたりしていることを思い出してください。「わあー、きれいな花!」「寒いなあ」「おなかがすいた。なにかが食べたい。なににしようかな」などなど。

最近の若い人は、ボキャブラリーが少ないとか、なんでも省略して略語を作ってしまうといいますが、看護師という職業は、何度も言うようですが、実に多様な人を相手にしています。複雑な人々の気持ちに直接かかわらなくてはならないのです。見たり感じたりしたことを、ありのまま言葉によって表現する訓練をしておかないと、相手の気持ちを想像する力も萎えてしまうのです。なぜなら、想像も言葉によっているのですから。

ベッドサイドに学ぶ

リアリティショックで落ち込まないために

数年前、全国の看護学生のためにサマーセミナーを開いたときのことです。いろいろな学校の三年生の集団に、「あなたは看護が好き?」と聞いたことがあります。あと半年もすれば卒業してそれぞれ希望の職場に就職したり、進学しようとしている学生たちでしたから、少なくとも半数の人たちは「看護が好き」と答えてくれると期待していました。

ところが、ただの一人も好きだという人はいなかったのです。予想外の反応に驚いた私は、その理由を確かめてみました。ぽつりぽつりと言葉が返ってきたのですが、実習が始まってから、看護をどうしても好きになれなくなったというのです。教室で学んだこととあまりにも違う現場の状況も、その理由にあがりました。また、ちょっと戸惑っていたりすると、臨床指導者に問いつめられ答えられなくなって立往生するのがいやという学生もいました。患者の急変や死に出合って、精神的な負担が大きいという学生もいました。

これはたいへんなことだと思った私は、どうすれば彼女らに看護を好きに、大好きになってもらえるかといろいろと考えました。まず、純真な学生たちに看護を嫌いといわせる現在の臨床のありようを反省したのでした。もし、今、私が病院で働いているとして、彼女らが私の病院で実習をしたら、看護に興味をもつことができるだろうか、看護が好きになれるだろうかと自問したのです。

なぜなら、今どの病院もたいへんに忙しく、そこで働く看護師のすべてが、本当によい仕事をしているとはいいきれないからです。期待に胸をふくらませて入職してきた新人たちが、いわゆるリアリティショックに涙を流している場面もこれまでに幾度か見ているので、学生たちの反応も当然かもしれないと思ったのです。そうであるならば、なんとか対策を講じなければなりません。

そこでつくづく考えたことは、学生時代に一回でもいい、心に残る看護、看護の真髄に触れる体験をしたら、たとえ臨床現場に問題がたくさんあるからといって、また、困難があるからといって、いやになることはないのではないだろうかということでした。

看護は奥が深く、追求しても追求してもわからないことだらけです。文献をひもとき、いろいろな論文を読んでみても、やっぱりわからないことが多いのです。しかし、多くの看護師たちは、臨床こそ看護を考える上で実に多くのヒントを与えてくれる場であると信じています。

臨床の場で体験することは、本当にさまざまです。現実の患者さんとの触れあいを通じて、人の気持ちや生活のありようを知ることができます。病気や障害と闘う人たちのケアを通して、看護の可能性を体験することができます。瀕死の重症の患者さんの生命を救ったり、生命の誕生の瞬間に居合わせ、母の力のすばらしさ、生命の神秘にふるえるような体験もします。またどんなに手を尽くしても、死を免れないときの、家族の悲しみや辛さに触れたとき、生命をいとおしむ気持ちとともに、人間として看護師として悲しむ人たちによりそう体験もします。

まさに臨床の場は、書物や説明を聞くだけでは決して理解できない、多様な人生のいろいろな場面を見せ、体験させてくれる場であるといえましょう。

この、魅力ある看護の学びの場で、看護が好きになるような実習ができなかったら、そこでの体験を通して成長をする糧が得られなかったら、それは看護を志す者にとって不幸であるというほかはありません。

では、もっと具体的に、臨床での看護の役割と、そこでの学びについて考えてみましょう。

臨床での看護の役割と学び

教室では学べない多様な人々の気持ちや生活

看護ケアは、生命を維持するためにだれもが行なっている日常的習慣的なケアの継続ともいえます。したがって健康で自立していれば、子どもでもこうしたケアは自分自身で行なうことができます。そして、ふだんはあまり意識していないかもしれませんが、毎日のくり返しのなかで、人間らしく生きていくための一定の自分なりの手順が作られ、身についた習慣になっていきます。

幼児期に、母親をはじめ家族の人たちのやり方を見よう見まねで覚えた、地域的な慣習や生活の知恵にもとづいたそのやり方は、たとえ病気や手術のためとはいえ、そう簡単に捨てられるものではないでしょう。ですから、ベッドサイドケアを行なうときに、もっとも大切なことは、その人の日常性を尊重し、健康上問題のない限り個別の習慣を維持できるようにすることであるといってもよいでしょう。

このことについてヘンダーソンは『看護の基本となるもの』のなかで「患者それぞれ

の一日が、その人が健康であった日々とできるだけ違わないように保つこと」＊13と述べています。

あなたが入院した場合を想像してみてください。あなたがもっとも当惑することはなんでしょうか。見慣れない環境におかれて、ただでさえ緊張しているのに、その上、身の回りの世話を他人に委ねなければならないのです。自分でしているときには体験しなかった羞恥、気兼ね、戸惑いを感じることも多くあるでしょう。また、病院には一応決められた日課があり、あなたの生活リズムとあらゆる点でかけ離れたものであることも多いと思います。心身ともに苦痛や障害があるのですから、そうしたことがどんなに辛いことかは十分に想像できるでしょう。自分のことにひきつけて想像力をはたらかせることで、そのような場におかれている人の気持ちを理解することができるはずです。

では、入院生活をある程度続けている人の場合はどうでしょうか。外見上は一応の適応状態を保っていても相当の我慢を強いられていたり、あきらめによってなんとかその日をおくっていることにも目を向ける必要がありそうです。患者さんにしてみれば、そのことが大きなストレスになってさまざまな症状につながる場合もあるのです。

ここでいう日常性とは、一日の時間の流れと、個々の生活の仕方の両面についていっています。そして、いずれの面においても忘れてならないことは、一人ひとりの生活習慣が違うということです。看護師としては、病院の規則とそれぞれの患者の個別の条件を調和させせなければならないのですが、健康の視点からみて修正を必要とする場合のほかは、できるだけ個人の生活を優先させるべきでしょう。

一人ひとりの生活が違い、そのケアの良否が、看護にとってどんなに大切なことかは、実際に患者を受け持ち、看護を行なって、ようやく深く理解できることです。個別の状況に直面して、はじめて具体的な患者の問題が見えてきます。それぞれの患者の背景や年齢などによって、一律にはできないということを知るだけでも、臨床に出て実際に学ぶ意味があるのです。

たとえば、ある八〇代の女性の患者さんの場合ですが、この方はベッド上で排泄をすませた後、必ず温湯を浸したコットンで陰部を清拭することを習慣にしていました。失禁した場合とか、下痢をした場合にはそうすることはよくありますが、排泄のつど局所を清拭する人もいるのだということを知った受け持ちの学生にとって、この患者に出会ったことはとても幸運であったといえましょう。人それぞれのやり方があるということを体験できたのですから。

日常生活行動を援助することの大切さ

ナイチンゲールは、病気につきものと思われている苦痛の原因は、必ずしもその病気によるものではないとして、「まったく別の症状──すなわち、新鮮な空気とか、陽光、暖かさ、静かさ、清潔さ、食事の規則正しさと食事のうちのどれか、または全部が欠けていることからくる症状であることが非常に多い」*14と述べています。

つまり、苦痛といっても、健康なときに自立して行なうさまざまな生活行動が、なんらかの理由でできないことによる苦痛のほうが、病気や手術そのものからくる苦痛よりもはるかに大きいというのです。先にも何度か述べましたが、ここでいう生活行動とは、「息をする」「食べる」「眠る」「トイレに行く」「身体をきれいにする」「身だしなみを整える」「人々とコミュニケーションをはかる」など、人間が生きていく上で欠かせないさまざまな営みのことをいいます。これらの営みは、他人がこれを代わって行なうことができない、その人固有の営みであることに注目しましょう。

本来の看護の専門性は、もし、相手が病人であれば、その人の生活行動面での直接的ケアと、闘病意欲を引き出すことにあるのです。そして一日も早く健康な日々に近い生活行動ができるように援助することにあります。また、心身の機能喪失や欠陥があっても、残された可能性を引き出し、患者とともに機能回復訓練に挑戦することです。たとえ、生命の終末期にあっても、残された人生をできるだけ充実させて、人間らしく生きることを本人や家族とともに追求することなのです。

さらに、病気や手術を機会に健康への関心を高め、疾病の予防に向けての知識や態度についての学習を助けることも含まれています。その上、年齢や性、疾患の種類や病状のいかんにかかわらず、その人の一日がその人にとって貴重な一日であるような援助の視点を忘れてはならないでしょう。

しかし、このようなことを知識としてはもっていても、実際に行動に移せる看護師や看護の職場は決して多くはありません。身の回りの世話の大切さをわかっていても、現実にはかなり省略されていたり、家族や付き添い任せになっていることも少なくないようです。

とりわけ、最近の医療技術の進歩は、看護師の関心や行動を、狭い意味での医療に向けてしまったようです。そのために、患者さんの訴えをどうしても医療的な問題としてとらえがちであり、その結果、生活に根ざしたニーズでさえ、正しくとらえることができず、その対応も注射や与薬にのみ頼る結果となり、患者さんにしてみればまったく見当違いの対応をされるということにもなりかねないのです。

肝生検を施行した女性患者にインタビューしたときのことです。その患者さんの心配ごとは検査そのものや検査結果についてよりも、術後の安静のために強制される、ベッド上での排泄のことだったのです。しかもなぜそんな心配をしたかというと、同室に同じような患者さんがいて、その人への援助のしかたを見ていて、自分は絶対にあんなことはされたくないと思っていたのでした。

ところが、その病棟の看護師たちの計画をみましたら、検査による不安の軽減と、術後の出血への対処ということがあげられていました。もちろん、そうした面の観察の重要性はいうまでもありません。でも、この場合の看護の優先順位が、その患者さんの当面している苦痛とはかけ離れているのです。

つまり、さきほどあげたナイチンゲールの言葉が、そのままこの患者にあてはまるのです。日常の生活習慣が守れないことへの不安のほうが、病気や症状からくる不安よりも大きかったのですね。やっかいなことは、この生活行動という領域は、あまりにも日常的であるため、マンネリ化したり、医療行為を優先して、その重要性を忘れがちなことです。看護師のなかにもこうした仕事を雑用ととらえたり、看護師でなくてもできる仕事と思っている人が多いのは残念なことです。

私たちは一見病状からきていると思われるような無気力や倦怠感などでも、適切な食事や身体の清潔をはかることで、元気が出てきたり、闘病しようという意欲が出てくるということをよく経験します。どのように重症であってもなにか一つでもおいしく食べられるものがあれば、それだけでしばらくのあいだ生き生きと過ごせるのです。

つまり、日常的な生活行動をスムーズに営むことが、病気と闘う気力につながり、前向きの療養生活の姿勢をつくることにもなります。生活行動の援助をすることが患者の治癒能力を高めるとすれば、医療チームのなかで、看護師が独立して分担する領域はおのずと明らかでしょう。直接的な診療介助に勝るとも劣らないこの領域が、どんなに大切であるかを看護師自身がもっと評価してもよいのではないでしょうか。

「あっ、これが看護だ」という体験は一生の宝

次に紹介するのはみなさんの先輩の学生時代の体験レポートです。

「その老人は、片麻痺があって意思の疎通のはかれない患者であった。経管栄養のためのチューブが挿入されていた。副睾丸炎を併発しており、ときおり健側の手を陰部にもっていき、その手で鼻腔から入っているチューブに触れようとした。

私は、手の清潔をはからなければならないと思い、手浴をすることにした。湯を運び、健側の手を洗おうとしたとき、老人が鋭い目つきで『ギロリ』と私をにらみ、手浴を拒否した。そのときの目つきを私は忘れることができなかった。

翌日、足浴を試みたあとで、再び手浴することにし、今度は麻痺側の手から行なった。老人は足浴の快感を知ったせいか、今度は手浴を拒否しなかった。それ以後私は、老人の目の動きに注目することにした。

ある日、経管栄養を行ないながら老人の目を見ていると、老人は隣のベッドで食事をしている人の口元をじーっと見ているのに気づいた。「もしかしたら経口的に食べたいと思っているのかしら」と私は思った。病棟の看護師に相談して、試みにプリンをひと匙口に持っていったら、老人は嚥下障害もなく飲みこむことができた」

このときのうれしさは忘れないと話してくれた、その学生の瞳の輝きを今でもよく思い出します。拒否されてもくじけず、手浴を試み、老人の表情からなにを望んでいるかをつかんだのです。つまり、老人の目を追うことで、老人の望んでいることを読みとって援助したのでした。このような体験は学生が卒業して、一人前の看護師になってもきっと役立ったことでしょう。

臨床看護は、人々の生死や苦悩、不安にかかわりながら、自己の生き方をつねに問われる場であること。そして、人間を対象とする教育や保育の仕事にも共通する、人と人とのかかわりのなかで、自己の人間的成長があるのです。なんとすばらしいことでしょうか。

患者さんは最高の教師

看護を志し、この道に入ってから、私はいったいどれほど多くの教師たちにめぐりあったことでしょう。看護師の現役時代の教師といえば一番にあげることができるのは患者さんです。また、現任教育を担当しながら、事例検討やカンファレンスに出席して学ぶ場合には、生き生きと自らの看護を語ってくれる看護師の体験が、なによりの教師となってくれます。

これらの教師たちの教えは、多くの書物を読む以上に、私に看護の真髄を、個々の患者の見方を具体的に印象深く教えてくれましたし、学んでも学んでも学びきれない看護の奥深さと、一生をかけて探求する価値のある看護の魅力を教えてもくれました。

ところで、私が看護師として最初に勤務したのは小児病棟でした。子どもの看護のベテランになるのだという抱負をもって、就職時の第一希望にしたのでした。

新卒時代の体験は、若いだけに未熟さはあったかもしれませんが、真剣で純粋で、今でもなつかしく思い出されます。そこでの体験が五十余年を経た今日、なお新鮮に看護を考える基礎となっているのです。ですから、結局、経験の量を重ねることよりも、どのような経験の質であるかが大切なのですね。

では、患者さんは私になにを教えてくれたのでしょうか。印象的なことを、幾つか思い出してみましょう。

食事の援助は全人的なかかわり

急性の白血病や慢性腎炎やネフローゼの子どもたちは食欲がなく、うっかりすると、配膳した食事にほとんど手をつけないといったことがよくありました。なぜ、彼らが食べないかを問うことも大切ですが、それ以前に、なんとかして食べられるようにしなければならないと考えました。発育過程にある彼らにとっては一食が貴重な成長源であり、闘病のエネルギー源でもあるからです。

また、親から離れて生活している彼らを慰めるには、「食事の楽しみ」を演出することは大切なことでした。ですから、給食部門から運ばれてくる食事を忠実にベッドサイドに届けて、食事の介助をすることだけではこと足りません。

たとえ、「ほしくない」「食べたくない」と子どもが意思表示をしても、そのまま引き下がるのでは、専門職とはいえないでしょう。子どもたちが家庭でどのような食習慣をもって、母親とどんなふうに食べていたかを想像しながら、できるだけ家庭のやり方に近づけた方法で食事の援助をすることが必要なのです。それを私に教えてくれたのは、白血病のフミちゃんと、腎腫瘍のケンちゃんでした。

フミちゃんは、二歳でした。脾臓と肝臓が腫大し、食欲はほとんどなく、スプーンで口元になにを運んでも、口を固く閉じて開こうとしてはくれませんでした。フミちゃんのお母さんが面会に来たとき、フミちゃんは家庭で専用のテーブルと椅子に一人で座って食事をする習慣を、離乳食のころからしつけているという話を聞きました。スープ類がなにより好きで、食事のつど必ず用意していたということも……。

この情報をもとにして、フミちゃんの食事時には必ずテーブルにつかせることにしてみました。それまでは全身倦怠感があるのか、ベッドでごろごろしているフミちゃんの様子から、私は、いつもベッドで臥床させたまま食事を介助していたのです。そうして一人で食事をするようになって、少しずつではありましたが、フミちゃんは食事を摂取できるようになったのです。

ケンちゃんは三歳六か月、腫瘍のための腹部膨満と、腫瘍そのものの影響もあったのでしょうか、やはり食事があまりすすみませんでした。現在のように大量の輸液ができる技術もなく、大手術を控えて、体力づくりが必要でしたから、なんとかして食べさせようとするのですが、食事になると頑強に口を開かないのです。ほかのことは聞きわけよく、注射や検査にも協力的でしたのに。

そんなある晩、私が深夜勤のときのことでした。目を覚ましていたケンちゃんが「たまたまのおかいかい(卵の粥)がほしい」と言うのです。私は、この機会を逃してはならないと、配膳室に行き、冷蔵庫に残っていた夕食の粥を小鍋に入れて卵を落とし、しょうゆで味つけをして卵粥を作りました。ところがケンちゃんは、「おねえちゃんも一緒に食べるんだい」と言って聞きません。

当時は、病棟に一歩入ったら、看護師が飲食をすることは固く禁じられていました。まだ未熟な私にとって、いくら子どもが要求しているからといって、お粥を一緒に食べるなどということはとんでもないことでした。でも、食欲のないケンちゃんが自分から食べると言っているのです。師長さんも許してくださるはずと、小皿を持ってベッドサイドにいき、ケンちゃんと一緒に食べました。入院後九日目でケンちゃんは茶碗一杯の卵粥をおいしそうに食べました。ケンちゃんの場合、食事は、いつでも母親と一緒にする習慣ができていたのでした。

食欲のない患者に出会うと、患者の心身に問題があるのではないかと、まず考えがちな看護師がなんと多いことでしょう。病気そのものからくる食思不振、偏食やわがままともとらえがちです。しかし、フミちゃん、ケンちゃんが教えてくれたように、食事はその人の生活習慣や生活様式に深い関係があるのです。こんなに小さな子どもでもそうなのですから、大人や老人の場合にはもっとそうした要因を考えなければならないでしょう。

また、食事の内容や質に問題のあることもあります。分業がすすんだ結果、食事の調製は給食部門の役割であるとして、患者の食欲や好みに関係なく作られ運ばれたものを、機械的に配るだけになってはいないでしょうか。患者の食欲を食事に合わせることはむずかしくても、食物を患者の好みに合わせて変更することは可能なはずです。

「衣食足って礼節を知る」のたとえのとおり、食事がおいしく楽しく食べられることは、人間らしく生きていく上での基本であり、病人の闘病意欲に大きく影響するのです。人間の食事は単に栄養素や熱量の問題ではないということを、よく知っておく必要がありますね。

問題があるのは患者でなく看護チーム

看護計画立案時やカンファレンスのときに、「問題患者」がクローズアップされることがよくあります。ところが、私がこれまで体験してきたことや事例検討などで分析してみますと、問題患者といわれる患者のほとんどが、患者の側に問題があるのではなく、看護チームをはじめ医療側の対応のまずさが問題を引き起こしているということです。

Sさん(七十歳)が、背部痛を訴えはじめたのはかなり以前からです。ところが、最近になって頭痛を訴えるようになり、動悸や呼吸苦までも訴えるようになりました。以前から訴えがオーバーな人であると、看護師のあいだで話されていました。今回も一応の検査(心電図、血液ガス分析など)の結果、たいした所見がないことから、あまり真剣に聞こうともせず、訪室しても、Sさんを避けるような看護師の態度がみられていたようです。

そんなある夜のこと、Sさんは発作的な呼吸困難を起こして、失神寸前の状態となりました。全身のチアノーゼと痙攣で、夜勤の看護師はあわてました。このことがあってから、それまであまり取り上げられなかったSさんの看護計画についての話し合いがもたれました。

ある看護師がSさんの身体を拭きながら，ゆっくりと話を聞きました。

Sさんは，「先生の回診があっても，『どうだい。変わりないね』と声をかけるだけで診察をしてくれない」という不満をもらしました。また「看護師さんは室内に入ってはくるけれど，ほかの患者さんの用ばかりして，私にはろくに声もかけてくれない」とも言いました。

このことを重視した看護師が，翌日のカンファレンスにSさんのことを話題にしました。チームメンバーのそれぞれが自分の対応を振り返ってみました。だれの胸にもSさんの話は思いあたることだと受けとめられたのです。医師の回診にも看護師がほとんどついていなかったことに気づき，患者から言われるまで気づかなかったことを反省しました。

チームメンバーのその後の対応が変わったことはいうまでもありません。それに伴って，Sさんの様子もすっかり落ち着きました。

このとき以来私は，患者に問題があると感じたら，まず看護側の対応に問題はないかをみることにしています。看護師の姿勢が変化すれば，患者のほうも変わることは，どの事例にもあてはまりました。まさに、看護は看護師と患者との相互作用であることを実感しています。

もっといかそう看護師の手

手のひらの効用

私の祖母は、私が幼いころから、手のひらはお医者さんの代わりをするとよく言っていました。女学校(現在の中学)の受験前夜、「こうすれば間もなく眠れるよ。安心してお休み」と緊張で寝つけない私の頭に手のひらを静かに当ててくれたのを、今でも思い出します。この体験は、私が一人前の看護師になってからもどんなに役立ったことでしょう。医薬品の力の限界を、私は看護師の手のひらで補うことができると思っています。

手術後の肩のこりを癒す手については、次のようなエピソードがあります。

みえさんの病室に入ったとき、驚きました。思わず人違いではないかと感じるほど、彼女は痩せて顔つきが一変していました。笑顔らしく顔を歪めるのですが、見ようによっては、泣いているようにも見えます。文字どおり骨と皮になっていたのでした。彼女は看護師であり私の親友でした。胃癌の末期で入院していました。

このころの彼女は、腹部膨満と下腿の浮腫、転移のための関節痛、そして嘔気と倦怠感のため、おそらく身のおきどころのない状態であったでしょう。私はなすすべもなく、彼女の後に回ってただ背中をさすっていました。涙を見せたくなかったためもありました。脊柱と肋骨がとげとげと私の手のひらにぶつかりました。

ところが彼女は「ああ、とても楽よ。そうこれが看護なのね」と言うのです。八か月のあいだ病床にあって、かつて自分が看護師として働いていたころに考えていた看護と、病人になって考える看護とでは違うのだとしきりに言っていた彼女でした。その彼女が、まるで悟りを開いたかのように叫んだのです。「これが看護なのだ」と。

このことは、私に看護がなんであるかを再確認させてくれることになりました。その後、何人の患者さんの終末期に、私はこの手のひらを用いたでしょうか。

機械化が進むほど求められる看護師の〃手〃

古くから〃手当て〃という言葉がありました。これは薬や器具を用いないで、傷や痛みへの処置を行なうことを意味し、イエス・キリストも、「病人に手をおけば癒やされる」(マルコ福音書8：14〜15) と述べています。みなさんも転んだりなにかにぶつかって、「ああ痛い！」と、痛む場所に手を当てることはよくあることでしょう。

肺ガンの末期で、気難しい男性の高齢患者さんは、いつも目を閉じたままで看護師の問いかけにも反応せず、なにかケアをと提案しても、「いいです、今はしたくない」と言うだけでした。看護師たちは次第に、「ケアを拒否する患者」とみなすようになり、用事のあるとき以外は訪室しなくなりました。

その話を聞いた私は、そーっとそのお部屋に行ってみました。患者さんは眉間にしわをよせて目を閉じたまま、息苦しい様子で辛そうな表情です。患者さんのそばに行き、手首に軽く触れながら脈拍をみたあと、静かに掛け物の下に手を差し入れて下肢のマッサージを始めました。臥床している期間が長いので、きっと足がだるいのではないかと思ったからです。数分して薄目を開けたその患者さんに、「ご気分は悪いですか？」とたずねました。すると、「いやぁ、気持ちいいですよ、しかし、冷たい手であったらもっと気持ちがよいはずです。そこのポットの氷を出して手を冷やしてみてください」と、言われるではありませんか。マッサージをするなら温かな手でと思いこんでいた私に、〝できれば冷たい手〟でと、ケアを拒否するどころか提案をされたのでした。

百の言葉よりも、つぼを心得た手のほうがずっと患者さんの安楽がはかられることを教えられました。

このように、看護師の〝手〟は患者さんの苦痛を緩和する道具になることがわかります。それだけではありません。手は観察をする上でも有能です。三本の指を使って橈骨動脈に触れることにより、脈拍数を数えるだけではなく、脈の性状や質を知ることができます。患者さんの皮膚の温度や乾いているか湿っているかもわかります。胸に当てた看護師の手は、患者さんの呼吸とともに伝わってくる空気の流れで、気道の分泌物の有無や状態も把握できます。このほか、軽く叩いたり揺さぶったり、押さえたり握ったり、さまざまな手のバリエーションを用いれば、ずいぶんいろいろなことができます。

ところが、残念なことに、このような優れた手を用いたアプローチを行なう場面は、たいへん少なくなりました。その理由はいくつか考えられますが、看護の職場の過密な日々が影響しています。手を用いて行なうケアは一定の時間が必要ですから、もっと早く対処するために、医師の指示による薬や注射などで解決するようになっています。

また、医療現場に導入されたＩＴの影響もあります。医療技術のＩＴ化は、さまざまな貢献をもたらしましたが、一方、それによって失ったものも少なくありません。看護の業務もその影響を被っています。医師の指示も一日の患者の日課も、すべてコンピュータに入っていて、職場に慣れるためには、コンピュータの操作が一人前にできるようになる必要があります。そうしているうちにいつの間にか、なにかを訴える患者さんの表情よりも、コンピュータ画面に関心が向きがちになってしまうのです。このような状況は、患者さんにとっても看護師にとっても望ましいことではありません。

どんなに機械化が進んでも、人間が人間をケアする価値を忘れず、病気になっても高齢でも、人間らしくその人らしく過ごせるようなケアの実践ができる看護師になりたいものです。機械化が進めば進むほど、看護師の〝手〟を用いたケアが求められるのです。

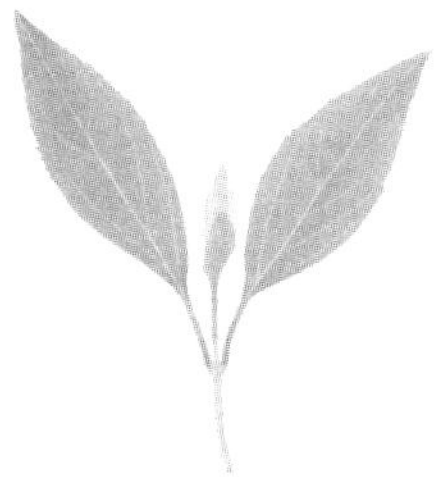

看護師の労働

高度な医療と看護

どのような場でケアを提供するのであれ、その人の生きてきた過程を尊重しつつ、「生活の質」を高め「可能性」を引き出すケアを実践するのが、専門職としての看護師の務めでしょう。

動機がなんであれ、看護を職業として選んだのです。自分の仕事に誇りをもって働きたいと、看護師ならだれでも思うのではないでしょうか。看護を心から好きになって、仕事をとおして生きがいが高まれば、あなたの人間としての魅力もきっと増すことでしょう。そうなれば、あなたのお世話を受ける患者が幸せになるのです。生き生きと楽しく働きたいですね。

でも、どんなに頑張ろうと努力しても、実践を妨げる要因はたくさんあります。

特にこの数年、毎日が忙しくて、「ねばならぬ」「できない」ジレンマのなかで苦しみ、自信がもてずに辞めていく若い看護師たちの話をあちこちで聞きました。患者に高齢者、重症者が多くなって、「手がかかる」「たいへんだ」という思いが先に立ち、対象の個々の可能性を引き出すような援助が、十分にできていない現実があります。

日々変化する看護の現場

今、病院の医療が大きく変わりつつあります。一般産業におけるコンピュータの導入や発展と歩調を合わせて、医療機器のなかにもコンピュータが応用されて、本当にあれよあれよと思う間に、病院全体が機械化されてきたのです。

機械化ということは、それまで人間の目や手で行なっていたことを、器械によって肩代わりさせ、正確さや効率化をはかろうとするものです。医師の診断を例にすると、以前は聴診や打診によって内臓の変化をおしはかり、これを裏づけるために、採血やレントゲン写真を撮ったのですが、現在はCTやMRI、PETなどによって、内臓や組織の変化をより精密に正確に映し出されるようになりました。

どこの病棟でも、心電図モニターが作動し、その波形をナースステーションで見ることが可能です。一般病棟であっても、人工呼吸器を装着している患者さんが一人や二人いることも珍しくなく、ドリップメイト(微量点滴装置)が何台も動いている病棟も少なくありません。入院患者の重症化が進んできたのです。その特徴を一言で言うなら、一般病棟のＩＣＵ化です。

こうした高度医療技術による患者さんの救命への貢献を認める一方で、そこで働く看護師の労働密度がかつてなく高まっていることを危惧しています。器械の操作や管理をはじめ、各種モニターを通して患者さんの状態を把握し、水分出納のチェックや電解質バランスのアセスメントも必要です。入院日数の短縮化という診療報酬上の方針が、ますますこのような忙しさに拍車をかけているといってもよいと思います。

第二に、日本人の高齢化に伴って病院でも高齢の患者の割合がたいへん多くなりました。高齢の患者が増えると、手術やリハビリテーションなど、あらゆる場面で他の患者より、看護師の目、そして手を必要とします。高齢であるというだけで全身の栄養状態もあまり良好でなく、抵抗力も低い、精神心理的な面からも非常に障害をきたしやすいという点があります。転倒や転落の危険など、高齢自体がさまざまなリスクをもっているのですから、看護師もよけい気を配らなければならないのです。

第三に、当面生命の危険はないけれども、重症患者以上に、看護師の精神的、肉体的に負担の大きい患者が増えてきています。たとえば、医療の進歩によって新しくつくられた植物状態の患者、半植物状態のような患者、それから、寝たきりは絶対につくってはいけないのですけれども、まだまだ日本には寝たきり症候群のような患者がたくさんいます。

そのような患者には、日常生活行動の全般にわたって介助が必要ですし、ちょっと目をそらしたり、手を抜くと、たちまち気道の感染、尿路感染、褥瘡形成といったような状況が生じてきます。

とくに、ＩＴ化の導入は医療現場に数々のメリットを生んだ反面、看護本来の仕事の価値を見失うほど大きく影響を及ぼしていることに注意しなければなりません。たとえば、リスクマネージメント上から、注射や処置に際して、必ずコンピュータを介しての指示受けが必要となりましたので、看護師の目は、一日の大半をコンピュータに釘づけにされることも珍しくありません。器械を使いこなすというよりも、器械に使われているかのような感じさえあって、そのことが患者さんと接する時間を減らし、患者さんの不満を生み、看護師の達成感にも影響しています。

達成感の得られる看護をするために

しかし、本来看護という仕事は、病気や障害をもった方たちをお世話するのですから、病状が重かったり手のかかる患者さんであればあるほどに、本当はやりがいを感じるはずです。

「あ、また手のかかる患者さんが入ってらしたわ、腕のみせどころだわ」と、本当は張り切るはずなのに、実際には敬遠してしまう場面が少なくありません。「また、寝たきりの患者さんが入院?」「失禁してる?」というようにみてしまい、できることなら避けたいと思ってしまう。

本来なら看護のやりがいにつながるような患者の存在を、人手不足のため敬遠するという状況が生まれてしまったのです。このことが看護の職業の特性を変えたといってもよいと思います。

では、その職業の特性を変えた要因とはなんでしょうか。今まではどんなにたいへんでも、患者が回復して、そして病院の玄関までおくって、「おめでとうございます。よかったですね」と、家族、患者とともに喜びを分かち合う、そのことによって多少の疲れやたいへんさはふっとんでいた。これが本来の看護師の仕事の、お金には代えられない喜びであったはずです。

最近では、そういう場面が非常に少なくなりました。チューブをたくさんつけたままでであったり、人工透析をしながら退院せざるをえない患者が増えているからです。とくに、諸外国に比べて在院日数がきわめて長いという反省から、できるだけ入院期間を短縮することに力が注がれるようになったので、そういった傾向がますます顕著になってきています。つまり、頑張っても頑張っても達成感や成就感が得られない、これが要因の一つです。

第二に、あまりにも医療技術が進歩した結果、生命が尊く重いものであるという、看護の根本の哲学を揺り動かすような状況が生まれています。たとえば、脳死論議です。いのちはなによりも重いといった単純明快な考え方を堅持しにくい状態が、看護師のジレンマをいっそう募らせています。さらに、ヒヤリハットしたり、医療事故に出合うなど、仕事場の緊張が絶えません。

また、医療の高度化の影響もあり、燃え尽きて退職する人、転職してしまう人が多く、看護師不足問題をよりいっそう深刻にしているのです。つまり、この数年来の看護師の労働条件は、過去のどの時代と比較してみても、たいへん厳しいと私は思います。

そうした状況のなかで、多くのメディアが取り上げる看護問題も医療事故に関したものが多く、看護の仕事の厳しい側面のみを浮き彫りにしがちです。また、社会全体の風潮もきつい仕事や汚れ仕事を敬遠しがちなことも問題です。たしかに、看護の仕事には排泄の世話に見られるように、普通はだれもが避けたくなるような仕事が含まれます。でも、本当の看護の本質は、人のいやがる仕事、ふだんはあまり人の目に触れないような仕事のなかにこそあるといってもよいのです。たとえば、排泄物は、だれの目から見ても汚い。しかし、排泄物なしには人間は一日も一時も生きていくことはできないのです。病気や身体不自由で、自分でトイレに行けない人、始末のできない人々に対して専門的なお世話をするのが看護です。摂取した物の質や量と排泄物との関係や、排泄物を通して健康レベルを評価するほか、人間の尊厳やプライバシーとの関連で考えてみても排泄を気持ちよく行なうということが、人間としてどんなに大切なことであるかはすぐにわかることでしょう。その人間の基本的な営みの援助に喜びを感じられるようにするためには、ゆとりのある体制が、ぜひとも必要だろうと思います。

看護師がたいへんだ、忙しい、しんどいと言うときに、一番つらいのはベッドにいる患者さん、ナースコールを押しても飛んで来てくれない看護師を待っている患者さんだということを、看護師は認識しなければいけないと思います。

ところが、昨今の看護師不足は、こうした人間の基本的な営みに対する援助さえ、きちんと行ないにくいような状況を生み出しています。もし、このまま放置しておいたら、看護師も、その看護の対象となる患者さんも辛くて、明日への展望がもてなくなってしまいます。

よりよいケアの実施が、個人の頑張りや情熱だけでは困難なことは目に見えています。看護に従事する者も看護の受け手も、双方が納得できるような看護の条件を整えることが、どうしても必要なのです。その実現のためには、一人の力では限界があります。そこで、職能団体や労働組合に力を結集して運動を進めることになります。

聖職者意識を捨てよう

看護師は労働者である

ところでみなさんは、「看護は労働である」ということを受け入れられますか。看護師は雇用され、労働諸法規によって権利を保障されている労働者であるのに、「看護師は労働者である」という規定に対して、看護師自身のなかにすっきりと割り切れない感情が残っている人も多くいます。それには戦前の、看護師は博愛・奉仕の精神を基礎とした聖職であるとする思想の影響があります。またそれとは別に、専門職を志向するあまり、看護は人間を対象とする職業で、一般産業の労働者とは違うといった考え方もあります。

このような考え方が、今なお根強く残っているところに、看護という職業の、いまだに独り立ちできない面があることを認めないわけにいきません。

「労働者ではない」とか「労働者と区別する」という考え方の根底に、労働者に対する蔑視があることを否定できません。法治国家であるわが国の法律（労働基準法）には、

「この法律で労働者とは、職業の種類を問わず、前条の事業又は事務所に使用される者で、賃金を支払われる者をいう」とあります。この事業のなかに病院も保健所も「病者又は虚弱者の治療看護その他の保健衛生の事業」と明記されているのですから、看護師も保健師も、れっきとした労働者でなくてなんでしょう。

プロフェッショナルであると同時に労働者であるという自覚をもつことは、きわめて当然のことであるのに、労働者意識を排除したり労働組合を毛嫌いするばかりか、労働者としての正当な権利を主張することを罪悪視する風潮があるのは、考えてみればおかしなことです。

たしかに現代社会のなかで、労働すること自体が楽しくなく、かえって苦痛であるという場合もたくさんあるようです。特に、生産過程が機械化されればされるほど、生産力は高まっても、労働者の創造性や人間性が失われていくという実態もあります。

こうした現状もあるなかでもう一度、看護の労働について考えてみましょう。

看護の労働とは

定義集*15によると、労働について次のように述べてあります。

・労働はにがい根としかし甘い果実を持っている――ことわざ
・労働は生命なり、思想なり、光明なり――ユゴー

労働とは苦しく、いやなものであり、人間性をそこなうものなのでしょうか。いいえ、労働は本来的には人間性を高め、発展させるものにほかならないのです。人類が生物的存在から社会的存在へと飛躍し、動物と異なる人間として自己形成し、社会を形成する契機となったものが労働であることは、今日広く認められていることです。

動物は欲求を満たすために、自分自身の生理、生態、身体構造を変化させて環境に適応し、生活手段を獲得します。人間はみずからの身体をつくりかえるということではなく、身体の外部に身体の機能を延長・拡大させたり、補うものとして道具や機械などをつくり出し、それを利用することによって、自然環境にはたらきかけ、目的意識的に自然をつくりかえ、社会を発展させてきました。

すなわち、人間は労働によって自然環境を変革し、社会、文化を発展させ、よりよい生活を築いてきたのです。少しむずかしい引用ですが、マルクスは一般に労働とは、

「人間が人間の自然との質量転換を、自分自身の行為によって媒介し、規制し制御する一過程」であり、「この運動(すなわち労働)により、かれの外部の自然にはたらきかけてこれを変化させることにより、同時に人間自身の自然(人間性)を変化させる」*16と規定しています。

看護労働の場合を考えてみましょう。

看護労働は看護師自身の身体的・精神的能力を使って、対象である患者の身体・精神・生活行動面にはたらきかけ、これを変化させます。たとえば、疾病→健康、苦痛→安楽、無気力→闘病意欲、社会的孤立→社会参加・社会資源活用などの変化です。これと同時に、その対象(患者)との相互作用を通じて、看護師自らが、人間的能力を発達させ、看護技術を高めることができるのです。

したがって、看護は生産労働とは異なる特殊な労働であることを認めた上で、その特殊性について考えることが大切です。

看護労働の本質

ほどよい精神的労働と肉体的労働と

看護労働は病気の回復や健康獲得にむかう病人自身の能力を引き出し、闘病の動機づけをうながすために働くことです。言い換えれば、看護とは、病気や障害によって、その人の生命の維持、健康回復、健康増進のために必要な日常生活行動、食べる、眠る、排泄する、清潔を保つ、起居動作をする、思っていることを表現する、社会生活に参加する、などの健康な成人や児童であれば自立して行なえる行動が、病気や障害のため、一時的あるいは永続的に阻害されている人々を対象に、それらの諸行動の手助けをし、あるいは自立して行なえるように指導したり、必要な社会資源を活用するよう援助する活動です。

また、病気の進行や治癒する過程における苦痛や不安をやわらげたり、ときに共有しながら、ともに可能性を求める活動でもあります。また、現代医学の到達点では自立不能な病人や障害者、予後不良の人々、死に直面した人々に対しても、積極的に生命を肯定する立場で、最後までよりよく生きることを援助する活動です。

その過程は、①対象の観察により状態を把握し、判断するという精神労働と、判断にもとづき、②具体的な手助けを行なう肉体労働、③励ましたり、指導したり、社会資源の活用を援助する精神労働、さらには、④その結果を評価する精神労働というように、精神的能力と肉体的能力を結合し、統合した労働です。

しかもその労働のなかで、看護師は自らの対象である人間(病人の病状・苦悩・生活問題)を把握する理解能力、目標を設定し看護計画を立てる能力、注意深く援助を継続する意思・能力などを発展させうるのですから、素敵ですね。

また、看護労働の特殊性として忘れてならないことは、看護師と病人(障害者)との人間的関係、相互交流です。この点に関して、日本看護協会は次のような見解を述べています。

「看護師と対象との関係は、ある目的をめざして両者が協同していく相互作用の過程である。……援助とは、『個人が自分のおかれている状況下で、有効に機能を発揮する能力を妨害するようなことがらを克服できるようにする何らかの方法または行為』で、したがって、看護的なはたらきかけに含まれる要素としては、主に身体的ケアに集約される支援的なもの、主に言語を通しての相談的なもの指導的なものがある」[*17]と。

看護労働におけるこのような看護師と病人との相互交流の側面が、看護師に対して、技術よりも「やさしさ」や、受容能力・共感能力・責任感などの「人間性」を期待するゆえんとなっているのでしょうか。

労働条件の改善は急務

看護を専門職であると自負するなら、専門職にふさわしい待遇や労働条件を要求するのは当然の権利です。

「権利のための闘争は権利者の自分自身に対する義務である」(ルードルフ・フォン・イェーリング、一八一八―一八九二)

専門職であるなら、そしてもっとよりよい看護の実践をしたいと願うのなら、自らの仕事の内容や働く場の条件の分析を科学的に行なってはどうでしょう。諸先輩の築いてきた看護のありようを継承しつつ、より効率的で確実な看護を組織的に提供するにはどうすればよいかを考えましょう。

一八五三年にナイチンゲールは、「……看護師が受持ちの病棟の階段を昇り降りするのは昼食と夕食をとるため、及び患者の食事を運ぶためくらいにとどめるべきです。患者の食事の件については私たちがすでに話しあったリフトを使うことで解決できるでしょう。もしこういった設備がなければ、看護師は単なる二本の足に過ぎなくなってしまうのです。第二に、患者たちの呼鈴はすべてその階の看護師室のドアのすぐ外の廊下で鳴り、かつまた呼鈴が鳴ると同時に弁が開いて誰の呼鈴が鳴っているかが即座に看護師にわかり、さらに暫くは弁が開き放しになっているようにすべき」*18と書いています。

彼女はいかなる献身も自己犠牲も組織化されない限り無益であること。つまり、患者が呼べば鳴ると同時に弁の開く呼鈴を一列配置するほうが、自ら献身的な看護師になって、階段を際限もなく昇り降りするよりも、はるかに有効と考えていたのです。

一八五四年の春、彼女は各地の病院を歴訪して、病院看護師の勤務条件改善のための論拠を確立するために、実例を集めて回ったのでした。当時、看護師の労働条件は悪く、しかもそれに対して病院外の人々は無関心であるばかりでなく、必要悪として是認されていたのです。

彼女はまた、「犠牲なき献身こそ真の奉仕である」と述べています。実に近代精神に満ちた含蓄のある言葉だと思います。現代にあってはこの言葉をさらに発展させ、真の奉仕ができるよう労働条件の改善に取り組みたいものです。そして「看護師になりたい」「看護の仕事を続けたい」という若い人たちが増えることを望みたいと思います。

それにはまず看護の仕事を一般の人たちにアピールすることです。一般の人たちは、看護師さんって、たいへんだなと思ってくださっているけれども、看護師の本当の仕事はあまり知りません。そして、入院、通院の経験のある人は、少なからず看護に不満をもっています。

そうした一般の人たちに対して、私たちがしなければならないことはなんでしょう。今の二倍の人手があったら私たちはなにができるのか、「ナースコールですぐに飛んでいきます」「笑顔で対応します」「ゆっくり話ができます」など、さらには、看護にできるさまざまなことをその人たちに知らせていくのが第一歩かもしれません。

さらに、専門職の私たちは、そこにとどまるのではなく、人手が倍になったら、もっと看護の可能性を実証するような実践にチャレンジできるのではないかと、胸をとどろかせるわけです。

アメリカで、看護師の人員を増やすことが患者の死亡率を下げる結果になっているという研究があります。つまり、看護要員数が人々の健康や生命に影響するということを物語っています。

ある若い看護師に、「あなた、こんなに看護師はたいへんだ、たいへんだといわれているのに、どうして看護師をやっているの？」と聞いたら、「ひょっとしたら慢性疲労で病気になってしまうかもしれないと思うこともあるけど、でも私、やっぱり看護を通して人間的に成長できるからだと思います」と言いました。

そうです。看護という仕事は、本当に数ある仕事のなかでも、自らも人間的に成長できる素晴らしい仕事だと思います。

一人の人間として、若いときは若いなりに、経験を重ねればなおさらのこと、病人の看護を通して自らが成長できる喜びを得られる、これこそが看護の仕事なのです。

それに、看護師集団というのは、数ある医療職種のなかでも、最も大きい集団であり、しかも一人ひとりが非常に向学心旺盛で、パワーがあります。このパワーを集めたら、どんなことでもできると思うのです。それを考えると未来に向かって希望がもてるのではないでしょうか。

瑞々しい感性を鍛え、想像力と創造性が看護の世界を広げます。仕事を通じて自己実現できる幸せを感じながら働ける喜び。看護が好きだから、看護を愛しているから、その道を阻むものと闘えるのではないでしょうか。

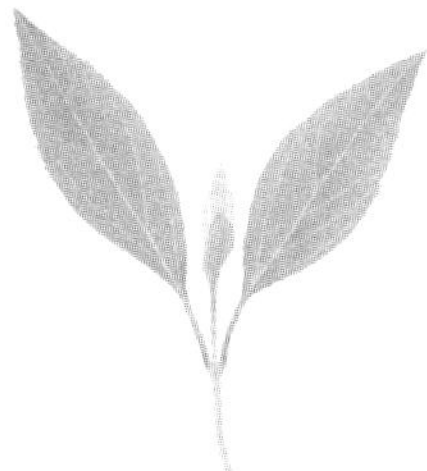

看護の向上のために

マンネリからの脱皮をめざして

多くの看護師が、「よい看護をしたいけど、できない」「もう少しよいチームづくりをしたいのだけれども、なかなかつくれない」「創造的な仕事をするにはどうしたらよいか」「主体的な看護ってなんだろう」などの言葉を口にします。

しかし、現場にいると、「今日一日すばらしい一日だった」と胸を張って言えるような日は数えるほどしかなく、「ああ、今日も終わった。なにもなくてよかった。疲れだけが残った」という感じで毎日が過ぎているのではないかと思います。

勉強好きな看護師集団

私は、看護師にはだいたい三つのタイプがあると思います。

一つは現状肯定型。それも消極肯定型で、「とにかく、こんなものだ」と考えているタイプです。

二つ目は、「この職場は嫌だ、嫌だ」と、常に不満をもっているタイプ。

三つ目は、前向きになにかしよう、積極的になにかに挑戦しようとしているタイプ。そして、どんなタイプであっても、看護師の集団というのは、ほかのどの職業の人と比べても自慢できるほど、勉強好きで、向上を求めている集団であると思います。

それだけに、ほかの職業の人よりも「今日一日がよい日だった」と本当に思えることがずっと少ない。「今日もできなかった」「やはり問題がある」ということを、常に考えている集団ではないかと思います。

かといって、改善の方向をめざしてなにかをしているかというと、そうではありません。あまりにも忙しすぎるため、それがマンネリ化につながっているようなところがあります。

ある程度の多忙感というのは、けっして苦痛なものではなく、たいへん気持ちのよい、仕事をやり遂げたという成就感につながっていくものです。

しかし、充実感を伴わない機械的な忙しさ、いつ終わるとも知れない果てしのない忙しさに巻き込まれてしまうと、だんだん感性がひからびてしまい、本来、向学心があり、向上心があるはずの集団でも、だんだん職場がマンネリ化して沈滞ムードになってきます。そして、毎日、毎日が平凡な一日になってしまいます。

このマンネリから脱皮するにはどうしたらよいでしょう。

一人の患者へのケアがみんなを変えた

沈滞ムードの活性化ということで、私が思い出す体験があります。

今から三十五年前、私はそれまで二十年間勤めていた日赤中央病院を退職して、都内のある総合病院の教育担当として着任しました。その病院は、一見平和な、和やかな雰囲気の病院でしたが、看護という視点からみると、新しいことに挑戦しない、あるがままの現在をそのまま認めるという、現状肯定型のところが多く見受けられました。

私は、まず、みんなと親しくなることに努めようとしました。朝の申し送りを聞くことから職場のなかに入り、自分にできることはないかと思っていろいろ捜しました。そうすると、目につくことがいっぱいありました。朝の申し送りはほとんど医療行為のことで終わってしまうくらい、静注や点滴など、非常にたくさんの医療行為をこなしている。医療行為自体もマンネリ化しており、それでいて「よい看護をしたいのだけれども、できないのです」と、異口同音に言っていました。

その病棟に、Mさんというお年寄りの患者がいました。右片麻痺で言語障害があり、面会人は少なく、看護師ともほとんどコミュニケーションのとれない患者でした。

私は、足しげくその方の部屋に入ることにしました。相手は全然反応してくれませんでしたが、いろいろと話をすることにしたのです。けれども、私一人では限界があります。当時、カーデックスはありましたが、それは医師の指示簿がわりに使われており、看護計画のところはずっと空欄でした。そこに、だれが読んでもわかるように、Mさんのことをいろいろと書いていきました。

実は、Mさんにはずっと留置カテーテルが入っていたのですが、亀頭のところがただれていたため、カテーテルを抜いて、尿器を当てたままになっていたのです。そこで、尿意の自覚を促すために、「訪室したら、『おしっこ出る?』と聞いてください」と、書きました。

一方で、毎日日勤をしているパートの二人の准看護師に、「ただシャッ、シャッと拭くのではなくて、こうすると、お年寄りにはとても気持ちがいいのよ」と、熱布清拭の方法(大きなタオルを熱湯に浸し、しぼって全身を蒸すようにして清拭する方法)を指導しました。

それから二週間ぐらいたったころでしょうか。朝、病棟に出た私に、その准看護師の一人が、「Mさんがおしっこを教えたんですよ」とはずんだ声で言うのです。「一日に三回も熱いお湯で体を拭いて、刺激したの。それがよかったみたい」と。

そのときの彼女の目の輝きと、前向きな語り口を見て、この職場の沈滞していた空気がちょっと動いたという感じがしました。そしてそのことが私にはすごくうれしかったのです。

その日、学生が四～五人実習に来ていたので、Mさんのところに連れていきました。そして、返事は期待しないで、「よかったですね。自分でおしっこが出たんですって？」と聞くと、「便も出るでえ」と言われたのです。

びっくりして、すぐ学生に便器を持ってこさせ、便器を当てようとしたところ、「おまえら、あっちへ行け」と、若い学生はみんな追い払われてしまいました。見当識の低下していたこのMさんに久しぶりに羞恥心がよみがえったのです。

でも、そのときは、便器を当てたのですが、便は出ませんでした。

そういう変化がMさんに現われてきたものですから、それまで、Mさんにあまり関心がなかったみんなが、しょっちゅうMさんのところに行くようになりました。反応があるのでおもしろいのです。

そして、「老人看護って、おもしろいね」「○○さん、きのう体を拭いたら、気持ちがいいって言ったよ」というような話が、控え室の話題になってきたのです。

私はすごくうれしくなって、それから大急ぎで教育のプログラムを立てました。私たち看護師の本当の役割はなにか、看護師がしなければならない一番大切なことはなにかをテーマに、十八時間ぐらいのプログラムを作りました。それをくり返し、病院全体の看護師が勉強しました。

Mさんの看護を通じてチーム全体が変わり、Mさんの看護を振り返ってみて、その振り返りをみんなのものにすることが、ほかのチーム、ほかの病棟にも感銘を与えていきました。そして、全員が事例を発表するところまでいき、ある年の学会では、同じ分科会で一度に四題発表するまでになりました。

沈滞ムードを活性化するには、上から言葉でなにかを言ったり刺激したりすることではなくて、体験を共有することが鍵となります。

一つの提案や実際の行動に、みんなが共鳴し、賛同し、チーム全体が動いてくれるようになったとき、そのチャンスを逃さずにはたらきかけをすれば、マンネリムードを壊すことができるのではないでしょうか。

「変化」というと、まず私は、二十数年前のそのときの体験を思い出すのです。

変化を起こす

医療や看護の効率性が、最近話題にのぼるようになりました。無駄な労力を省いたり、少ない人手を有効に活用することはとても大切です。でも、効率化を優先させると、非人間的になります。なぜならば、人間の生活というのは、おおむね朝起きてから寝るまで、非常に不経済に、非効率的に動いているものだからです。

といって、効率性を無視した仕事のやり方をしていたのでは、いつまでたっても変化がありません。効率的であり、かつ人間的である仕事のしかたというものが、やはり職場に変化をもたらすのだということを紹介しましょう。

私の外来勤務のときの経験

私はかつて耳鼻科の外来に勤務していました。そこは、病院のなかの一つの小さな外来でしたが、一日の患者数が三百人を超える日も珍しくないほど、本当に忙しい職場でした。

それまで、小児病棟に約五年、母校の専門学校に四年半勤務していた私は、前向きに主体的な看護を考えたり実践できていると自負していました。

ところが、勤務交代で外来耳鼻咽喉科に行ってみたら、なにからなにまで医師主導型、そこでの看護はそれまで私が頭に描いていた看護とはあまりにもかけ離れていました。医師が大声で「捲綿子！」「鼻洗！」などと言うのに対して、「はい」という看護師の返事。三百人も患者さんが来ますから、本当に流れ作業でないと間に合わない。まるでチャップリンの映画「モダンタイムス」みたいな日常でした。

朝から夕方まで、口もきかないで、お昼ご飯も十五分ですませる日が毎日続き、「ああ、忙しかった」という思いだけで職場をあとにしていました。一日たりとも満足した日はありませんでした。

「外来に看護はない」と言われ続けているけれども、専門職にふさわしい職場にするため、外来での看護の確立をと一念発起したのは、一年近くたって仕事も覚えたころです。そして、少しずつ勉強を始めました。

まず考えたことは、「私が患者だったら、今の状態で満足できるか」ということです。

医師は額帯鏡の小さな穴を通して局所の病変しか見ていないけれども、私は、そこからは見えない人間全体を見よう。

患者さんは、鼻だけを治療してもらって、あるいは、のどにだけ薬を塗ってもらって帰るが、決して満足して帰っているわけではない。「あの人たちは、局所的な苦痛や不快をもち、それが生活上にもいろいろな問題として現われている人たちなのだ」と思って、注意して見ているうちに、いろいろなことが見えてきました。たとえば、高齢で唾液の分泌が悪くなっているある患者は、そのために食欲がなく息子のお嫁さんの作る料理が気に入らず、家庭不和になっているというようなことです。

また、いろいろなことの改善に取り組みました。たとえば、吸引管です。細、中、太と三本だけが各ユニットに用意され、それを毎回消毒して使っていたのを、私は三百組、患者さんの人数分だけ請求したのです。鼻鏡も耳鏡も鑷子（ピンセット）も、患者数だけ請求しゆとりをもって消毒ができるようにしました。

自分が患者になったときに、安心して気持ちよく治療が受けられるような、ケアの方法も検討しました。

また、それまでの外来では予診は医師が行なっていました。医師の視点は診断名をつけることに主眼があるのは当然です。ですから、予診の内容も病状が主となります。

したがって、その人がどんな背景をもっているかがわからない。どんな家族的な背景で、どういう経済的状況で、どんな思いで通院してきているのか、チャートを見ても全然わからないのです。

そこで、私たちは看護師の視点から予診を行なうことにしました。このことにより、患者さんが、最初、どんな思いで、なにが苦痛で受診しに来たのかを把握することができました。そして、二度目からは、初回に問診をした看護師のところに、いろいろな相談に来られるようになりました。

人が健康になんらかの問題を感じ、はじめて病院に行ったときに、医療従事者がどのような対応をするか、これは非常に大切なことであるということがよくわかりました。一人ひとりの患者さんを、ただ、鼻の孔、耳の孔の病状としてではなくて、人間としてとらえるようにしていきました。

外来看護師ならではの取り組み

もう一つ、私の忘れられない耳鼻咽喉科外来での取り組みがあります。耳鼻咽喉科外来には、小児科に次いで子どもの患者がたくさん来院します。耳や鼻や咽喉は、小さな器官ですが神経過敏な部位で、大人でも反射が強かったり痛がったりすることはよくあります。まして、額帯鏡をつけた医師が、鼻鏡や舌圧子などを持ち、吸引器やスプレーを使うのですから、子どもにとっては、いやな怖いものがそろっています。

名前を呼ばれて母親にしがみつく子、大暴れをして抵抗する子、鼻水と涙まみれで泣き騒ぐ子、そうした状態を見てまた怖がっている子どもたちの姿。大勢の患者を診察しなければならない医師は、そうした喧騒のなかで気短かに怒鳴ったり、叱ったりするので、よけい悪循環になります。

でも、ときどき、年齢の割にたいへん聞きわけよく我慢強い子もいます。そこで、私たちが考えたのは、この子たちの育てられ方や、病院に来る前の母親の説明などに差があるのではないかということでした。二、三人のお母さんに尋ねてみましたが、特別な違いがあるということはわかりません。

そこで、「初診時の子どもへの看護師のはたらきかけによって、きっと前向きな受診行動が生まれる」という仮説のもとに、初めて来院した子どもに対して、さまざまなはたらきかけを行なってみたのです。

それによってはっきりしたことは、受診前の子どもとの会話から、共通の話題となる事柄(たとえば兄弟の名前、遊び友達の名前、好きなテレビ番組、病院にだれと来て乗り物はなにを利用したかなど)を短い時間につかむことの大切さでした。子どもが看護師の問いに答え始めたらもう成功の第一歩といえます。

このとき、実際に記録をとって分析した数十名のうち、二歳以上でコミュニケーションのとれる子どもは、ほんの二、三人を除いて全員が、診察台に乗ってからも、採血やネブライザーなどの処置中も、自主的に診療を受けることができました。そして、会話が成立した機会を利用して、「鼻のかみ方」などを、その子どもに応じて指導するのです。

暴れたり泣き騒ぐと押さえつけて処置されますが、自主的に診療を受けると、子どもの自尊心も傷つけられず、胸をはって「バイバイ、また来るね」と病院の玄関を出ます。だから、二度目からの受診もとてもスムーズで、医師たちからも、外来看護師の存在意義を評価されたものでした。

そうしているうちに、職場の雰囲気が変わってきました。器具をたくさんそろえ、消毒を合理的にし、科学的にも納得のいく方法で職場のなかを効率的に整えた耳鼻科の外来での十三年間でした。

このときの体験は、今の私の看護観の形成に非常に役立ちました。そして、チーム医療を考える上でも、医師と看護師との分業、協働を考える上でも、基礎になった体験でした。

自分の職場をどのように効率化し、どのように人間的なケアをしていくかということを追求していけば、必ず変化が起こるということです。

看護はいつも前向きに

たいへんだけどやってみよう

「生、老、病、死」という、人生の大きな出来事のすべてに、看護はかかわっていきます。人間がそこにいる限り、生活がある限り、看護の役割はなくならないはずです。しかし、看護行為は、生活のなかから生まれたものであり、本来、家族が主として行なってきたものでした。

産業や交通の発達とともに疾病の種類もふえて、家族の手から専門職である看護師の手に委ねられた看護は、次第に役割を拡大してきました。看護の仕事のありようが時代の流れとともに大きく変化してきたことは事実でしょう。

しかし、変化を妨げる要因を看護師自身がつくっている場合もあります。

たとえば看護師は、いろいろな意味で団結しやすい職能集団ですが、そのことがマイナスに働く場合もあります。たとえば、一回決まったことはかたくなに守り続けるようなところがそうです。周囲の状況は変化し進歩しているわけですから、それに応じて、変えるべきことはだれが提案した場合でも、みんなで進んでやるべきではないでしょうか。

経験だけにしがみついて、経験だけに身を任せて、新しいものへの挑戦を避ける傾向が看護師集団には少なからずあるようです。これは後退の要因になってしまい、変化することを好まない、非常に保守的な思想につながっていくのではないかと思います。それから、「じっとしていればなにも起こらないのだからじっとしていよう」というのでは、なにも変わりません。動けば寒くても、やはり、動いてみる、寒くなってみるということが大事だと思います。「たいへんだけどやってみよう」という発想が、新しいことに挑戦していく風潮をつくり出していくのではないかと思います。

では、どうすれば「たいへんだけどやってみよう」という変化を起こすエネルギーが生まれてくるのでしょうか。それは、自分の職場の実態をしっかり認識すること、問題の所在を明確にすることだと思います。

たとえば、学校で学ぶ看護技術は、実際の場面でどのように実践されているでしょうか。私は、二十五年くらい前から、日常ケアの見直しをはじめました。朝の洗面から夜の洗面まで、看護師が患者に対して一日に行なっていることを全部、昔はどうしていたか、今はどうしているか、教科書にはどう書いてあるか、患者はなにを望んでいるか、看護師はなにを考えているかということを総ざらいしてみました。

見直しをしてみて気がついたことがありました。それは、患者は病院のなかでどんな生活をしているのかということへの看護師の関心の低さでした。

患者の生活を知らないで、日常生活行動の援助なんてできませんね。患者の生活に関心をもって問題はなにか、どこから手をつければよいのかということを、きちんと把握していく必要があるのではないかと思います。

そして、広い視野から看護を見ることも大事です。

いったい、看護は社会的にどのような位置づけをされているのか。私たちは、なぜ、看護をよくしていく必要があるのか。私たち自身のためということもありますが、人々に気持ちのよい療養生活をおくってもらうため、ひいては社会のために、看護のレベルアップをしていかなければならないのです。

学習は人を変える

私が関係している病院が、まだ開設したばかりのころのことです。物のある場所も一定せず、新しい顔ぶれのチームメンバー同士がお互いの気心もまだよくわからないまま、ただ忙しく働いていました。

その混とんとしていたころ、このままではつぶれてしまう、みんながくたびれ果ててだめになってしまうという思いが強かったのですが、そのときに、あのMさんのこと(一六一ページ)を思い出しました。

なにが病棟を変えるか、やはり看護を通してしか変えられない。そこで、なるべく全員に集まってもらって、病棟でカンファレンスを開いたのです。

当時、脳外科に、脳幹部に近い損傷で手術不能という、五十歳代の患者さんがいました。片麻痺と拘縮があり、気管切開をしていて、留置カテーテルが入り、ＩＶＨが挿入されて、という状態で大学病院から転院してこられました。

医師の説明は、「この人はもう治らないし、ＡＤＬにしても、その他の機能にしても、よくなることは考えられない。感染さえ起こさなければ、命を多少長らえることはできるだろうが…」ということでした。

カンファレンスで、どうもその患者さんのことが気になる、目はうつろで視線が合わないけれども、ケアをしているとなにかを感じる、と五〜六人の看護師が言い出しました。

医師は「なにもすることはない」と言うけれども、看護の力でなんとかしてみよう。第一に、褥瘡があり、七度四分ぐらいの微熱がある。それをまず治してみたい。

看護計画には二時間おきの体位変換となっているが、それを一時間おきにしよう。それから、微熱は留置カテーテルによる感染か、気管切開のほうからの感染のどちらかだから、チューブ類はできるだけ早く抜いてしまおう。できるだけ早く車椅子に乗せて、外を散歩してみようと、いろいろな計画を次々と立てました。

そうすると、熱は下がってくるし、気管カニューレを抜いてしばらくしたら、切開孔がふさがり声も出てくるようになりました。

ある日、リハビリ室の大きな鏡に映った自分の顔を見て、「あっ」と叫んだのです。これは反応があるということで、それからはもう、みんなが必死でかかわりはじめました。

いろいろしているうちに、記念写真の大勢のなかから自分の息子さんを見つけて指でさしたり、起き上がって自分でスプーンを持って食事を食べ、「おいしい？」と聞くと「うん」とはっきり返事をするようにまでなりました。

その看護にかかわった看護師たちは、みんな変わりました。とにかくよい看護をすれば、患者の変化に気づき、その変化をよりどころにして、チームが育ち、変わっていくのです。

そして、さらなる変化を求めて挑戦するようになると、マイナスだった面もプラスに思えてくるのです。

看護師は、二言目には「忙しい」と言います。ただ、「忙しい」「忙しい」と言いながら働くのではだれしも辛いですね。その忙しささえもバネにする。やりがいのある忙しさにする。人から与えられた忙しさではなくて、自分自身が忙しさをつくり出していく。私の仕事はよい看護をすることなのだと思って新しい取り組みに挑戦していく。

排尿のできない人は、自然に排尿ができるように。闘病意欲のない人は、闘病意欲が起きてくるように。そういったことに挑戦すると、ものすごく忙しくなります。けれども、それは非常に充実した忙しさです。快感を伴う忙しさなんですね。

もし他律的、つまり上から押しつけられた忙しさであれば、人間というのはその忙しさを少しでも減らすことを考えます。その結果、患者の要求も後回しにしてしまいがちです。すると、患者のほうで欲求不満がたまって、ナースコールが頻繁になり、なお忙しくなります。そういう悪循環を断ち切るのです。そのとき忙しくとも患者の要求はその場で解決するように心がけるだけで、ずいぶん状況が変わってきます。

そういう意味で、一人の看護師として以前の一人の人間としても成長する必要があります。

口で言うのは簡単ですが、このことに気づいたのは、先述したようにカンファレンスででした。学習を始めたことがきっかけでした。自信がないところに変化を起こしようがありません。とにかく学習をして、「知らないこと」を「知っていること」に変えるのです。

自分を変革しなければ、職場は変わりません。そして、自分を変革するということは、自分との闘いでもあるのです。

私の新人時代

希望の病棟勤務になった喜び

私は、学校を卒業し第一希望の小児病棟勤務が実現して、足が地につかないほど感激していました。そもそも、なぜ小児病棟を選んだかというと、卒業前の数か月という時期に、十一週間の実習をしたその病棟の印象が、あまりにも強烈だったからなのです。

そこには、優秀で個性的な先輩がつくる魅力的なチームがありましたし、なによりも、米国ウエイン大学での留学を終えて帰国されたばかりの高橋シュン先生が、臨床指導者として学生の指導に情熱を燃やしておられました。その高橋先生の薫陶を受けた私は、今度は一人前の看護師として、先生にぴったりよりそって教えを受けながら働くことを夢見ていたのでした。その夢が実現したのですから、こんなにうれしいことはなかったのです。なにしろ当時の先生は三十代後半で働きざかり、経験にだけ頼っていたそれまでの看護の日常のあれこれに、きらりと光る科学の視点を加えて、それを育ててくださったのです。

私は高等女学校を四年で卒業し、三年制の旧制専門学校で三年間学んだので、卒業したときは満十九歳でした。クラス中で一番体重が軽く吹けば飛ぶような細身でしたが、ファイトは満々でした。尖ったあごと大きな目が、勝ち気な性格をいっそう強く印象づけていた、と当時一緒に働いていた人たちが語っています。

そのころはまだ、病院としての組織的な新人教育などはなく、看護婦監督(当時、日赤では看護部長のことをこう呼んでいた)に病棟に連れていかれて、「今日からここの看護婦として働きます。どうぞみなさんよろしく」という引き渡しがされ、その瞬間から、小児病棟のスタッフとなったのでした。小児病棟では、その年たった一人の新人でした。

学生時代にすでに、この病棟で準夜勤も深夜勤もそれぞれ一週間ずつ実習して体験していましたし、実習したときに入院していた子どもが何人かまだそのまま入院していました。その上、自慢できることなのですが、私は学生時代の実習を本当に真剣にやりましたので、その日からほぼ他のスタッフの手となり足となって働けたのではないかと、今でもよく後輩たちに話しています。それこそこまねずみのようによく働いたのでした。

昔気質の師長さんは、午前七時の申し送りの約二十分前には病棟を一巡されるのが日課となっていました。それで私は、師長さんよりも十分早く病棟に到着して、自分の受け持ちの病室の子どもの様子を見て回り、申し送りの前に一人二人の清拭を済ませていました。当時のその病棟では、毎朝全員の全身清拭と寝衣の交換とベッド整頓を朝食前にすることになっていたのです。ですから、申し送りの前に一人でも二人でも身体を拭いておくと、きちんと日課にそった生活をスタートすることができました。

小児病棟ですから、小児科の患者だけではなく、外科も整形外科も耳鼻咽喉科も眼科の子どもも入院していました。

小児科では、栄養失調症や消化不良症の乳児がたくさんいましたし、ウイルス性肺炎や急性気管支炎など、当時の乳児死亡率の上位を占めていた疾患の乳児も、いつも何人か入院していました。学童では腎炎とネフローゼの子どもが多く、別室には結核性脳膜炎や肺浸潤などの結核性疾患の病児が入院していました。そのほか、白血病や脳腫瘍など予後不良の病児も多くいました。外科系では、先天性股関節脱臼、ペルテス病をはじめ、先天的な奇形の手術のために入院していた子ども、骨折や外傷、ヘルニアなど多様でした。全部で三十六人の子どもたちがいましたが、面会時間がきちんと守られ、付き添いは一人もついていませんでした。

地方や開業の医師からの紹介の珍しい患者もまれではなく、それこそ文献を見てもよくわからない病名のついた病児も入院していましたので、無我夢中で疾患の勉強をしなければなりませんでした。

まだ戦後の荒廃から復興しきれずにいたわが国の当時の社会情勢は、当然病棟のなかのあれこれに反映していましたので、設備も資材もきわめて乏しい状況がありました。しかし、そうした物質的な困窮のなかで、この病棟の看護師たちは目の前の病児の幸福な療養生活をはかるということを真剣に考えていました。このようなチームの仲間入りができたことは、私にとって、その後の看護に向かう姿勢に、とても幸いしました。

物資欠乏といえばこんなことがありました。よその病院で出産した未熟児が入院してきたときのことです。現在のような新生児哺育器はまだありませんでした。そこで、どうすればこの低体重児の生命を守ることができるかということをみんなで真剣に考え、考えながら即実行に移しました。ベビーベッドの上に柳行李《やなぎごうり》[注1]を載せて、その上に離被架《りひか》[注2]を置き、六十ワットの電球をぶらさげて、その上を毛布で覆って温度を確保するのです。コップに水を入れて湿度の調整もはかりました。サーモスタットで自動的な調節のできる哺育器を使っている現在の看護師たちには想像もつかないことかもしれません。

でも、その甲斐あってその赤ちゃんが退院できたときの喜びはまるで昨日のことのようだと、今でも当時の勤務者たちは話しています。

注1　柳行李　柳の枝で編んだ物入れのかご。衣類などを収めた。

注2　離被架　臥床している病人にふとんの重みをかけぬよう掛け物を支える道具

新人時代に得た学び

そのころは、機能別看護体制でしたが、乳児室と幼児・学童室そして感染症の三つの部屋に分かれ、それぞれの部屋の分担を二～三か月続けながら、夜勤のときは全体を見るというふうになっていました。私が今でも忘れられないのは、朝の申し送りのときの緊張感です。情報を送る場合はもちろん、受けるときも緊張しました。積み重ねられたチャートを囲むように整列するのは今と変わりはありませんが、衆目のなかで、いかに要領よく患者の状態を報告するかというだけでなく、一人ひとりの前日のケアの評価の場でもあったのです。今日のような看護記録はまだ一般的ではなく、体温表を中心にした申し送りでした。

たとえばミルクを吐いたと報告すると、排気をきちんとしたかということが即座にチェックされ、哺乳後の体位についての質問が集中します。哺乳力が弱いというと、全身状態はどうか、便通は、便の量は、そしてミルクの濃度はどうかということが検討されます。離乳食の摂取が少ないという報告があるときは、味を確かめたかどうか、その子の発達段階に適した処方がされているかどうかを討論しました。

乳児が発熱すると、鼻汁の分泌や咳嗽の有無はもちろんのこと、水分やミルクの摂取量の体重比(体重一キロあたり何ミリリットル)の計算をし、夜間の室温と湿度についての質問がされます。こうしたなかで新人時代を過ごせたということは、今にして思えばとてもよかったのではないかと思います。いじめに似たような雰囲気で、ねちねちと問いかけてくる先輩もいないではなかったのですが、でも全体としては真面目で白熱した討論が展開されました。自分が当事者になったときもそうですが、先輩や学生の申し送りの状況を見ながら、そして周囲からの矢のような質問を通して、書物では学ぶことのできない多くのことを学ぶことができました。

現在の申し送りをいくつか見ていますけれども、このような教育的な場面を見ることは少なくなっているような気がします。その理由についてある師長は、深夜勤務は労働的にもたいへんなので、疲れたでしょうとねぎらうことが優先して、多少のミスには目をつむるということでした。必要以上にギスギスするのは問題ですが、新人時代の現場教育にとって、この申し送り時間の活用については一考を要するのではないでしょうか。

当時は、夜勤は一週間連続して行なうのが普通でしたし、どんなに遅くなっても、残業手当などが出るどころか、かえって仕事がのろいと批判されるのがおちでした。

責任は責任として、理由のいかんを問わず厳しく問われたことは、当時でこそ正直なところいやだなあと思い、泣きたくなるようなこともありましたが、今、振り返ってみればこれもトレーニングの一環であったとも思えます。

また、当時は現在のような輸液の進歩もなく、静脈留置針などもありませんでした。けれども、輸血や静注の必要性はそれなりにあったわけで、そのための看護師の介助技術はとりわけ重要でした。絹糸のような細い血管をねらって一回で採血や静注を成功させるということは、子どもの忍耐の限界からも、また細い血管を傷めないためにもとても大切なことでした。乳児の静注の成功は、医師の腕が一分で看護師の介助技術が九分であるとまでいわれていましたから、どんなに未熟な研修医(当時はインターン)の手技であっても、一度で入らないのは看護師の技術が悪いということになります。ですから、万全の準備をして、実際に針を刺すまでの血管の選択には心を砕きました。たしかに看護師による患児の固定の仕方一つで、血管が出て、注射の成功につながるのでした。このことは、静注や点滴がだれの仕事かを考えるよりも、チーム医療を行なう上での分業と協業についての教訓として、私にとって大切な思い出の一つになっています。

また、輸液が進歩していない反面、子どもの栄養や食事についての配慮や実際の援助は、看護師の独壇場でもありました。新人時代の私にとって、食欲のない子ども、哺乳力のない乳児がどうすれば少しでも食べたり飲んだりすることができるかということが大きな課題でした。

私が子どもの食事に興味をもったのは、子どもは「もうほしくない」と言った後でも、看護師のはたらきかけによってかなりの量を食べるものだということを知ったからです。また、食欲がないと思っていた子どもでも、食物を変えることによって食べることができるということを経験したからです。興味や関心があるということは、その技を磨く上ではとても大切なことのように思います。

まだ母子分離の弊害を指摘される以前のことですが、子どもの情緒面でも問題となるような環境のもとで、もし食べるものがおいしくなかったら、精神面の発達にとって問題となるばかりでなく栄養の上からも重大な問題を生じます。配膳されたものをそのままベッドサイドに持っていくだけならだれでもできます。しかし、食欲のない子がどうすればおいしく食べることができるか、しかも単なる栄養の補給というだけでなしに、子どもの心身の全面発達にとっても、食事の場面の活用はとても大切な看護的要素をもっていると思っていたのでした。

ですから、強制的ではなくいろいろな方法で楽しい食事の演出をしようと心がけたものです。食欲のない子、哺乳力のない子が入院してくると闘志がわきました。野外に連れ出してお弁当のようにして食べさせたり、減塩食の子どもにのりで巻いた一口おにぎりや、おかずを芯にしたのり巻きを作りました。どうしても食べられないときは、特別調理室にまで飛んでいき、栄養士(学生時代、栄養学を学んだ先生)の方になんとかしておいしい物をくださいと交渉したりしました。

そういうことができたのは、新人の試みをあたたかく見守ってくれた先輩たちがいたからともいえます。「まったく、最近の新人はなにもできないくせに、自分の関心のあることには熱中している」とか、「忙しいのに、食事にばかり時間をかけて……」などと言うような先輩はいませんでした。その代わり私も含めたスタッフの食事は、本当にそそくさと口に入れるだけというものでした。食糧難の厳しい時代でしたから、時間をかけてゆっくり食べるほどの量もなかったともいえますが、自分の食事の時間を切り詰めて食事援助に必要な時間を生み出していたともいえます。

後年、息子が小学校の作文で、「ぼくのママはごはんを食べるのがものすごく早いです。これはぼくのママが看護師さんだからです」と書き、苦笑した思い出がありますが、いつの間にか早く食べる特技が身についてしまったのも、こうした新人時代の事情にあるようです。

医師との対等な関係をつくるために

さて、医師との関係はどうだったでしょう。戦前・戦中を通して医師は身分的には看護師よりもはるかに高い地位にいました。しかし敗戦によって占領された結果、日本に進駐してきた占領軍は日本の看護教育や制度を改善しようと試みました。また、そのころは民主国家建設という命題もあって、否応なしに医師の意識は変わらざるを得ない時代でもありました。小児科病棟ではなく小児病棟というシステムは、それまでの医学領域における専門科別の体制から、看護管理を中心の体制に変わった結果でもあるのです。いわば時代を先取りしていたともいえましょう。ですから、ベッドの配分にしても、当初は各科の医師の合議はあったでしょうが、管理面では師長の権限はかなり大きかったようです。しかし、そうなるまでの迂余曲折は相当なものであったに違いありません。

たとえば、手術予定の乳児は深夜の午前一時以後禁乳などという指示が出るのですが、朝一番の手術のはずがなかなか連絡がなく、そのため脱水に近い状態になって泣き続け声がかすれてしまうようなことも少なくありませんでした。受け持ち医にはなんとかしてくださいと意見を言うのですが、多くの場合、術者は部長クラスの医師でしたから、受け持ち医の一存ではどうすることもできないというわけです。しかも当時は、まだ電解質のバランスなどということが今日ほどには強調されておらず、なにごとも医師主導型の手術予定が組まれていたのです。

そんなある日、師長と臨床指導の高橋シュン先生は意を決したかのように手術室に乗りこみ、乳児にとって水分の収支がいかに大切であるかということを、部長先生に直接意見を述べるという一幕もありました。

患者のためなら、相手がどんなに権威のある人の場合でも恐れず発言し、解決するまで引きさがらないという姿勢は、その後、私が中間管理者の立場に立たされてからも実行したことです。そのため、しばしばあなたは強いわねと言われましたが、新人時代の先輩たちの行動から学び影響を受けたことは間違いないことです。

つまり当時の小児病棟の看護師たちは、医師に対して決して盲目的な従属はしていませんでした。だからといってけんか腰で臨むというのでもありません。質問形式によるやんわりとした治療方針への批判の方法もこのとき学んだものです。

「先生、○○ちゃんはまだ歩いてはいけませんか」「ちょっと教えてほしいのですけど、なぜこうしたことをいつまでも続けるのですか」といったふうにです。そして、質問の前にはちゃんとそれなりに勉強して、「○○の本にはこういったことが書いてありますけど……」というようにしながら、医師が人からの指摘でそうしたのではなく、自分の意思で考えたような方向にもっていくのが成功の秘訣でした。

新人の私はその先輩たちの質問をかたわらで聞きながら、なるほどと思ったものでした。また、一番悩むのは、夜中に患者の様子がおかしくなったとき、医師に報告すべきかどうかということでした。いつの時代でもこれは同じだと思いますが、医師によっては寝起きの悪い医師もいて、たいしたことではなくて怒鳴られることも再三あるので、若くて未熟な新人はおどおどするものです。でも迷うときは怒られてもいいから、受話器を取ることにしました。しかられても手遅れになるよりずっといい、子どもの生命がかかっているのですから。このことは今でも新人教育のときにもいつも話すことにしています。

経験が浅いのだから仕方がない、こんなことで夜中に起こしたと後に話題になってもいい、とにかく不安なときは来て見てもらうのです。新人は未熟で当然、知らないことだらけで当たり前と割り切ることも、最初の一年間は許してもらえるのではないでしょうか。

新人のあなたへ

今年新人のあなたに言いたいこと、それは学生時代の経験だけでは通用しない現実をしっかり認識すること、同時にいつまでもできないできないと尻ごみしないで、ともかくだれよりも多くのことを経験してみること。臨床の面白さは無限です。看護の領域はまだ未知だらけです。若い行動力と新鮮な発想を、十分発揮してください。就職したそのときからなにかテーマをもって働いてほしいと思います。専門職なのですから。

新卒時代の私は、今振り返ってみてもとても新鮮です。なんでも知りたい、できるだけ経験したいと、時間を忘れて子どもと一緒に、子どもの生活のなかに入り込んでいました。巨大結腸症の赤ちゃんのふくらんだおなかにたまったガスを出そうとしてウンチまみれになって、うれし泣きべそをかいたり、哺乳のときに、ごくんごくんとミルクを飲みながらじっと見つめる乳児の信頼の眼差しに身ぶるいするほど感激したりする娘でした。準夜勤のときには学童の部屋でお休み前の童話を語り、幼児の部屋では、面会時間を終えて帰宅する母を慕って泣き騒ぐ子どもに童謡を歌ってなだめたりしました。

数か月にわたって入院していた慢性骨髄炎のタケちゃんが、有窓のギプスの創から感染して破傷風になって亡くなったとき、大声で泣いて整形外科の医師に「看護師は患者の死にあっても泣くものではない」と怒鳴られて「看護師だって泣きたいときは泣くんです！」と、目から溢れる涙を拭いもせずにくってかかったりもしました。そんな時代はもう二度とこないだけに、あのひたむきな物怖じしない純粋な新人時代の経験を大切にしたいと思うのです。

未熟であっても、真剣に取り組んだ一つひとつの場面や、一生懸命かかわった一人ひとりの子どもたちに教えてもらったことが、現在の私の看護の考え方に根強く生きています。量の蓄積も大切ですが、どのような経験をするかという経験の質がもっと重要であるというのが、私の実感です。

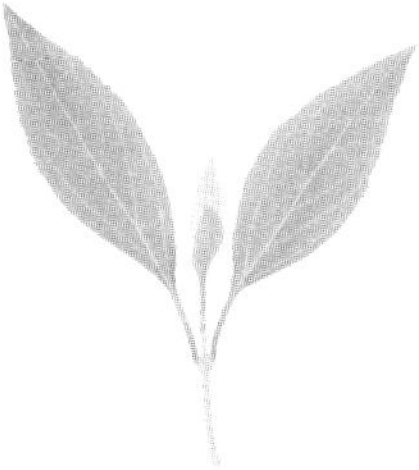

いきいきと働き続けるために

女性の自立

若い人たちがよく「仕事は何年続けようかしら」「結婚と仕事は両立できるのかしら」と話しているのを耳にします。そこで、この五十数年間を看護師と家庭と育児を両立させてきた私の経験を通して、若い皆さんに考えてほしいことをお話ししてみようと思います。

えっ、なぜママが家にいるのにおでんなの?

今と違って、私が子育てをするころは、看護師で共働きをしている人はごく少なかったのです。第一、結婚しても仕事をやめないというと、同僚の間から、「気の毒に」といわんばかりの反応がかえってきたものです。それだけに、後で考えると、必要以上に頑張ったような気もしないではありません。当時は看護師といえば寮生活で、独身が当たり前でしたから、看護師が結婚して仕事を続けるといったこと自体が、珍しがられたくらいです。ひとたび寮を出て通勤をしたり、結婚したり妊娠した場合の対応策は、本人だけではなく、職場のほうにもまったくその準備がなかったといってよいでしょう。でも、当時の私たちはいつでもこんなふうに考え、そして自分に言い聞かせていました。

「看護が専門職として発展していくなら、結婚しても子どもを生んでも、辞めないで続けられるようにしなければならない。だからそのためには、今、たいへんでも、苦しくても、私たちが頑張らなければ……」と。

あれから五十数年過ぎ、今思い出してみると、辛かったこともたいへんだったことも、しだいに薄れてしまっています。でも、夫や子どもたちが、私が看護師であることを誇りに思い、看護師であるがゆえに不規則な勤務体制にもよく協力してくれたからこそ、看護師であり続けてこられたのだと思います。なにしろ、看護師が結婚して共働きすること自体が常識はずれなことと思われた時代でしたから。そして、なによりも、私自身が看護の仕事が大好きで、この仕事の質を高めるためなら少々の困難も我慢するぞと思いながら、働き続けてきたこともよかったのではないかとも思います。

ただ、子どもたちはどうだったのでしょうか。違った条件でもう一度やり直すわけにはいかないのですが、大きくなった子どもたちは、母親が職業をもち続けたことを、非難するどころか評価してくれているのはたいへんうれしいことです。赤ん坊のころから、母親が働いていていたのです。物心ついたときから保育所で一日の大半を過ごしていたのですから、はた目に思うほど、本人たちに悲壮感はなかったのではないでしょうか。

幼いころは幼いなりに、いろいろと工夫をし、わがままを抑え自立心が芽生えていったと思います。親の方も、一日中一緒にいられない時間を埋め合わせるために、短い時間をできるだけ有効で濃密に使うよう心掛けました。それでも、学校から帰って、一番最初に話したいことも話せず、PTAの集まりにも欠席しがちな母を、どんなふうに見ていたのかなと、気にならないこともありません。いつでしたか、夕食のときに、「あれ、どうしてママがいるのにおでんなの？　珍しいね」と、当時高校生の息子に言われてハッとしました。そういえば、手術や夜勤などで帰宅が遅くなったり、不在のときには、温めたらすぐに食べられる献立を用意したものです。ですから子どもたちにとって、おでんやカレーやシチュー類は、母不在の献立であったのです。

ともあれ、現代ですら男女平等といいつつも、まだまだ、本当の意味での平等にはなっていません。たとえば、いまだに「共働きの是非」をめぐって論議をすることがありますが、そんなことを論議すること自体、男女同権とはいえない実態を示しているとは思いませんか。つまり、男性が、結婚したから、父親になったからといって、仕事を続けるべきかどうかを悩むことなどあり得ないでしょう。女性自身が、働き続けることを、特殊なことではなく普通のことと受けとめることから、まず、女性の自立はスタートするのではないでしょうか。

妊娠と性

新しく入職してきた新人看護師がたちまち妊娠し、産休をとるはめになりました。師長は、せっかく一人増えたのに、そしていろいろなことを教えたのに苦労が水の泡と嘆いています。恋愛も結婚も自由です。でも、就職するということは、そんなに生やさしいことではないのです。この仕事を続けようと決意し、よい看護師になろうとスタートしたのに、就職早々で結婚・妊娠し、そのために挫折してしまうのはとても残念です。

アマからプロになる道の厳しさは、看護師だけのものではありません。子育ては女の大事業、勤めをもっている場合には、産休もきちんととらなければなりません。産休が明けても育児休暇を取れば、ずいぶん長いこと職場を離れることになります。計画的に生活と仕事の設計を立てたいものです。

結婚が決して人生のゴールではないと、前にも述べました。でも、家庭は人間が作り出した一つの社会の単位です。その家庭をつくるのは一対の男女です。しかし、愛しあっていたとしても、その後の相互の努力があってはじめて、平和な家庭生活が約束されるといえましょう。ごく日常的な営みを継続して行なう場が家庭生活ですから。

さて、結婚ということを考える前に、若い人にとってはどんな相手がよいかということが話題になるようです。高校時代からボーイフレンドがいても、結婚の対象としては考えてこなかった人もいるでしょう。女子校から引き続く看護学校で、異性との出会いがほとんどなかったという場合もありますね。いずれにしても、最近の若い人たちの行動をみていて気になることは幾つかあります。

まず、セックスに対する考え方と行動です。心身の成長とともに、思春期を過ぎるころから異性への関心はだれにでも芽生えます。ただ、直接的な性行為に対する考え方は、時代によってずいぶん異なり、いつの時代でも大人たちは、若者の奔放さを不安に思ってきました。行動としては、無鉄砲そうに見えても、底のところでは案外真面目な若い人々もたくさんいるし、自分の将来の目標をしっかりもって異性と交際している人も知っています。でも、まるで品物のように自分の性を扱ってしまうことを平気で口にする人もいて、本当に戸惑ってしまいます。妊娠がきっかけで結婚式を早めるといった場合も最近は多いようです。自分をもう少し大切にしてほしいです。

歴史的に見ると、封建社会の男尊女卑の考え方は性を罪悪視し、とくに女性の側に厳しく野蛮な規制を押しつけたり、重い罰を課したりしてきました。世界中どこの国でも、封建君主のあいだでは家系存続のためにしばしば、女性を家を中心とした子産みの道具としてしかみてこなかったことも事実です。また、日本でも「子なきは去る」といって不妊が離婚の理由としてまかり通っていた時代もありました。

こうした風潮に反発して、個人主義を土台にした婚姻観が生まれ、愛によって婚姻が結ばれるべきとする考え方が生まれたのも当然といえます。次いで、その婚姻も性の享受こそが最大の幸福であるという性欲至上主義が、現代のフリーセックスの考え方に影響を及ぼします。現代はセックスを商品化してとらえる傾向もあり、青少年にも少なからず影響を与えています。

多くの小説にも、男女の愛や性をめぐるモチーフを読みとることができます。つまりセックスは人間にとっての永遠の課題かもしれない営みですから、若い人々の関心や好奇心をよぶのも当然でしょう。愛情の証として求められて体験し、そのまま妊娠してしまう人、暴力的なレイプにあって自暴自棄になってしまう人など、週刊誌顔負けの話題にもことかかない日常が看護師の世界でもあるようです。

でもちょっと考えてみましょう。なにごともそんなに急ぐ必要はないのです。女性として、自分の尊厳をもっと考えてほしいのです。女性は男性の好みに合わせ、男性のために存在するのではないはずです。私は古いのでしょうか。よく男性の性欲と女性は違う、だから、愛する男性が求めてきたら、そして女性もいやでなかったら与えるべきだと言う人もいます。でも、男女の愛って直接的なセックスだけでしょうか。

なぜセックスにこだわるかというと、女性の生理の特質としての妊娠という現象があるからです。もちろん主体的に未婚の母を選択するのは自由です。ですが、望まない妊娠だけは避けてほしいのです。社会の一単位としての家庭があるのですから、子どもはやはり、両親に祝福されて生まれてほしいと思うのです。母親がまだ身体的にも社会的にも未熟な状態で、本当は結婚を考えていたわけではないのに、妊娠という事実があって、責任をとるという形で結婚式を挙げる夫婦。あるいは、心ならずも中絶をしてしまうケースもあるでしょう。看護の勉強をしたのですから、妊娠や出産に関する知識は他の女性たちよりもずっと豊富にあるはず。健康な母性のためにもこれから生まれてくる赤ちゃんのためにも、深く考え賢く対処してほしいと思うのです。本当の意味で自立した女性となるために。

結婚する自由、しない自由

価値観の多様化ということがよく言われます。多様化しているのですから「ねばならぬ」「こうあるべき」ということはなく、自分の選んだ道を自分らしく歩めばよいと思います。なのに、意外と保守的な若い人たちに出会って驚くことも少なくありません。「親が決めたので」「親と一緒に住まないと」「主人が辞めるように言いますので」といった、自分の進路をひとまかせにする風潮をいったいどのように考えたらよいのでしょうか。

古くから家族制度の影響で日本の女性たちは、家中心、男性優位の価値観のもとであきらめや忍従を美徳として育てられてきました。でも、それは、皆さんのおばあさんたちの時代のことです。第二次世界大戦がわが国の敗戦で終わって、新憲法による基本的人権が高らかに謳われました。「すべての国民は個人として尊重され」「法のもとに平等」なのです。憲法に流れている生命と自由と幸福追求に対する国民の権利を最大に尊重するというこの心を、単なる理念としてではなく、実際に自分たちの生活のなかで実現してほしいと思います。民主主義の時代に生まれ育ったあなたたちなのですから。

自由ということは、どのように生きるかを自分自身で選ぶことです。押しつけられるのではなく、のびのびと、自分自身の可能性にチャレンジしてみることです。その意味で、結婚もひとつの選択肢になるでしょう。「他人がどう思うか」ではなく、「自分の気持ち」を大切にすることです。その場合に、「仕事があるから結婚できない」とか、「結婚するから仕事を続けられない」などと自分で自分の道をせばめる必要は、まったくないといってよいでしょう。結婚という形の男女の関係も、最近では、たいへん多様化してきました。別居結婚とか、事実婚、子を生まない結婚というのもあるそうです。

要は、その中身です。自分たちらしいカップルのありようを貫けばよいのです。ただ、そうはいっても、社会的存在である人間は、自分の所属する社会の規範にある程度そって生活をするわけです。動物のように、本能的に行動するのではなく、社会の最小の単位としての家庭を建設するという意味で、結婚という形があるのではないでしょうか。女性として、年ごろになればだれでも結婚についていろいろ考えることでしょう。幸福な結婚ということが、人生の目的と思いこむ場合もあるでしょう。

看護師七年目で結婚し子育てを体験した先輩として私が言えることは、結婚や子育ては、一人の人間としても、看護師という職業にとっても、人を見る目を広げ、自分以外の人の気持ちや行動を理解する上で貴重な経験であったということです。でも、結婚は、人生の途上での一つのできごとであって、決して、人生の結論ではないということも事実です。これと思う人に出会わなかったり、主体的に結婚したくないと思う自由もあるのです。それぞれが、自分の意思にそって、主体的に選択をしたいものです。仕事にやりがいをもてないからといって、結婚して家庭に入ることで、仕事から逃げてほしくはありません。

家庭と臨床看護の共通点

長い間、看護師と家庭を両立させてきた者として言えることがあります。それは共働き家庭の主婦の仕事とベッドサイドケアを行なう看護師の仕事はなんと似ているのだろうということです。子育て真っ只中の、子どもたちの幼いころは、それこそ無我夢中で、そんなことを考えているゆとりもなかったというのが正直なところです。でも、後から振り返ってみると、本当に共働きの主婦の仕事と看護師の仕事が似ているということを実感します。短い凝縮した時間のなかで、一度にたくさんのことを考えながら、できるだけ効率のよい手順にそって、目の前のことを処理していく能力。これは、臨床の看護師にもそして忙しい主婦にも必要なことですし、また、毎日やりこなしているうちに訓練されて上手になっていくものです。

手術が長引いて保育所で待ちくたびれている子どもの手をひっぱりながらバスと電車を乗り継ぎ、あれこれの買い物をすませ、洗濯機のスイッチを入れて、大急ぎの夕食の支度。栄養のバランスを考えながら、一方でその日にあったいろいろなことを話す子どもたちへ合槌をうつ。手早くしないと不機嫌になったり眠くなってしまいます。一家そろって食卓につくのは、週のうち数えるほどしかなくても、その時々をいい加減にしないということだけで、子どもたちも真っ直ぐに育ってくれました。

共働きの場合、妻だけでは家庭を維持運営できません。夜勤も休日出勤もあるのです。父親の出番もたくさんあります。口先だけの理解ではたちまち潰されてしまうでしょう。私がずっと、両方をやり続けてこられたのは、被害者意識をもたなかったということに尽きると思います。よく、「女ばかりが損をする」とか、「負担が一方にかかり過ぎる」と、愚痴や泣き言を言う人がいますが、さきほども述べましたように、家庭と職場を相互トレーニングの場として位置づければ、精神的にはとても楽になれます。家事を上手にやりこなすことだって、職業としての看護の能力を高めるトレーニングの一つと位置づけたら、いやなことではなくなります。むしろ、創意をいかしてうまくできたときの喜びのほうが大きいのではないでしょうか。生き生きと家事をする妻を見たら、夫だって「たまには俺にもやらせろよ」と言うことになるかもしれません。

もちろん夫婦や家庭のありようは、二人で決めればよいことで、それぞれが、自分らしいスタイルをつくればよいと思います。

●引用・参考文献

(1) フローレンス・ナイチンゲール、小玉香津子訳、看護覚え書、第一版、一〇八—一〇九、現代社、一九六八。
(2) フローレンス・ナイチンゲール、湯槇ます他訳、看護覚え書、第四版、一四九—一五〇、現代社、一九八三。
(3) フローレンス・ナイチンゲール、湯槇ます監訳、ナイチンゲール著作集、第二巻、六七、現代社、一九七四。
(4) 望月春江、生きるってすばらしいね、日本看護協会出版会、一九八二。
(5) 牛込三和子、機械化医療の中の看護の実態と看護婦の思い、看護実践の科学、九(九)、一九八四。
(6) フローレンス・ナイチンゲール、湯槇ます他訳、新訳ナイチンゲール書簡集、六、現代社、一九七九。
(7) (6)に同じ、四。
(8) 座談会、近代社会と看護、看護学雑誌、二四(一)、一九六〇。
(9) 冨沢賢、看護本来の姿とは、看護の科学社、一九七八。
(10) アレキシス・カレル、渡辺昇一訳、人間 この未知なるもの、三一七、三笠書房、一九八〇。
(11) 川上武他、実践の看護学、医学芸術社、一九七五。
(12) 井尻正二、独創の方法、玉川選書二九、一五〇、玉川大学出版部、一九七六。
(13) ヴァージニア・ヘンダーソン、湯槇ます他訳、看護の基本となるもの、一八、日本看護協会出版会、一九六一。
(14) フローレンス・ナイチンゲール、湯槇ます他訳、看護覚え書、一一、現代社、一九八五。

(15) 鶴見俊輔他、ちくま哲学の森、別巻、筑摩書房、一九九〇。
(16) マルクス資本論、第一巻、三二九、大月書店、一九六八。
(17) 日本看護協会、看護制度改善にあたっての基本的考え方、看護、二五(一三)、一九七三。
(18) セシル・ウーダム・スミス、武山満智子他訳、フロレンス・ナイチンゲールの生涯、上巻、一六五、現代社、一九八一。

●初出誌一覧

本書に収録した論文のうち、「看護の魅力」「ベッドサイドは最高の学習の場」「看護の向上のために」はすでに発表された論文に加筆、削除、書き直ししたものです。初出の掲載誌は次のとおりです。

・求められる看護・看護教育、三一(十)、六〇四—六一二、一九九〇。
・看護を教えてくれた臨床の教師たち・エキスパートナース、一(五)、一二—一五、一九八五。
・自分を変えなければ、職場だって変わらない・エキスパートナース、三(九)、二四—二九、一九八七

あとがき

早春のやわらかな陽ざしのなか、木々の梢の淡いピンク色の芽がやがて生まれ出るときを待っているかのように見えます。小さな私の庭では、白椿がうつむきがちに咲きはじめ、匂いすみれもクロッカスも、可憐にそして精一杯自分を主張しているようです。生命現象の一つひとつがなんと個性的なものか、と毎年のことながら感動します。

十二年前、本書が刊行されたのもちょうどこの時期でした。春先の新芽のような無限の可能性を秘めている看護学生や新人たちに、看護の醍醐味、看護の魅力をなんとかして伝えたい、という思いで書きはじめたのでしたが、当時のあとがきには、〃企画から完成まで七年〃もかかったとあります。こんな小さな本にどうしてそれほどかかったか、きっと私はその間、純粋な若い人たちに看護の真髄を伝えることの重さと格闘していたのだと思います。文中のエピソードの大半は私自身のものですが、友人の教師や看護師から聞いた話も含まれています。ほとんどが口伝えですので、引用者を記していないことをお許しください。そしてこの場を借りて、話してくださった方々に心からお礼を申し上げます。

一九五一年に看護師になって今年で五十七年、現在は教育の場で、未だに現役が続けられる幸福を感謝しながら、その過程での数え切れない出会いを思うこの頃です。四〇年前からの東京看護学セミナーに集う友人たちとの討論での学びを基礎に、健和会臨床看護学研究所でのさまざまなチャレンジが、いつも看護への情熱をかき立ててくれました。「学ぶとは心に誠実を刻むこと　教えるとはともに希望を語ること」というフランスの詩人ルイ・アラゴン(一八九七〜一九八二)のことばをモットーに、目の前に起きるあらゆる事柄も経験もおろそかにせず、そこから学び続けることを大切にしようと努力してきました。そして、自分の知ったことは惜しみなく若い人たちに伝えたいと。

そこで、看護実践を通して得られるかけがえのない喜びだけでなく、その過程でのさまざまな困難をも糧にするような発想を身につけてほしい。理論よりもまず「看護大好き」を体感してほしいとの願いをこめて書いた本書でした。予想をはるかに超え十六版も重ねて、多くの看護学生や看護師たちが読んでくださいました。純粋な若い学生たちの感想文もたくさん寄せられました。「本当にこの道を選んでよかったのだろうかという不安があったのに、この本はそんなちっぽけな悩みをかき消してくれました」「たったスプーン一杯のスープからでも患者の状態が変わることを学びました」「高校生のときに『キラリ看護』を読み、看護師になりたい!と思いました」などなど。なかには私の書いた文章を私以上に深く読み込み、生命の尊さ、人間の可能性を語ってくれた学生もいました。著者として、こんなに嬉しいことはありません。

一方、こうして看護の可能性を信じ看護師となったかれらが今、どこでどのような思いで働いているのだろうかということも気になります。それは、あまりにも、高度化した医療現場のめまぐるしさのなかで、よほど自分をしっかりもっていないと〝キラリ看護〟の実感を得ることは難しいのではないかと思うからです。でも、看護に本来の輝きをもたせるかどうかは、看護師自身にかかっています。実践によって磨き磨かれ、看護はいっそう輝くのです。

実は、本書のなかにこの書名と同じ〝きらり〟が出てくる箇所があるのですが、気がつかれたでしょうか。あらゆる場面や状況のもとで、きらきら輝く看護の醍醐味を探していただきたいと願います。

ところで、初版を執筆していたときには療養中だった母も十年前に旅立ちました。

昨年は、私が看護師であり続ける上での最大の協力者であり、看護のよき理解者であった夫も、五〇年間の伴走を終えて先立ちました。病院や在宅でのケアを通して家族の立場から看護を考える機会にはなりましたが、美味しい食事を家族に提供するというもう一つの私の仕事が減り、ストレス解消や発想の機会を得るための工夫が必要になりました。

今回の改訂に当たっては、初々しい新入社員時代からのおつきあいで、本書初版でもお世話になった河田由紀子さんのご尽力をいただきました。書くという営みを媒介にして、看護の喜びを追体験したことを思いながら、改めて厚くお礼を申し上げます。

二〇〇八年　　ウグイスの初音を待ちながら

川島　みどり